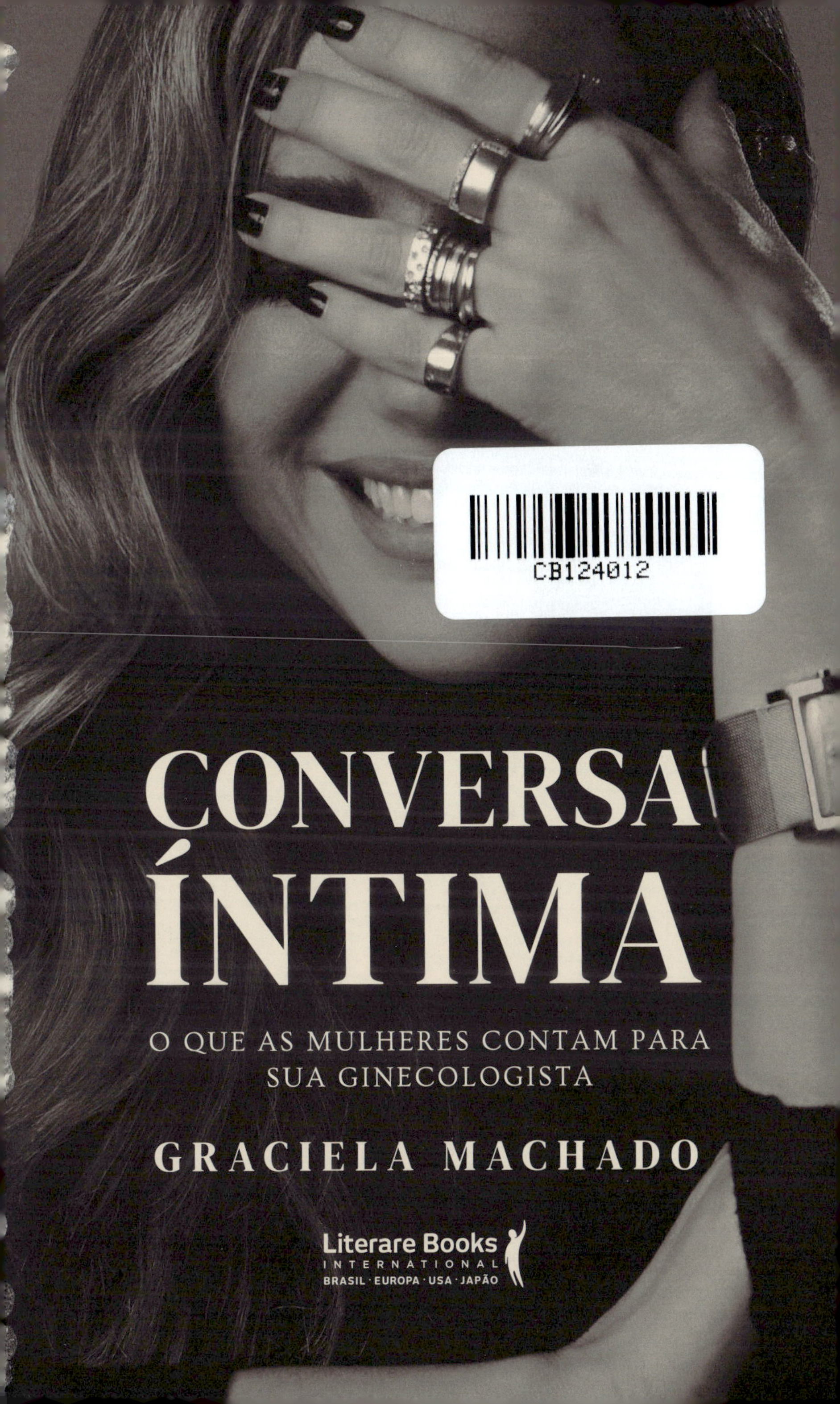

# CONVERSA ÍNTIMA

## O QUE AS MULHERES CONTAM PARA SUA GINECOLOGISTA

GRACIELA MACHADO

Literare Books
INTERNATIONAL
BRASIL · EUROPA · USA · JAPÃO

**Presidente do conselho:**
Maurício Sita

**Presidente:**
Alessandra Ksenhuck

**Vice-presidentes:**
Cláudia Pires e Julyana Rosa

**Diretora de projetos:**
Gleide Santos

**Editor:**
Helder Novaes

**Editora Júnior:**
Júlia Almeida

**Assistente editorial:**
Emerson Xavier

**Capa:**
Nina Braga

**Projeto gráfico e diagramação:**
Gabriel Uchima

**Revisão:**
Karine Roncete e Renata Siqueira Campos

**Impressão:**
Printi

**Dados Internacionais de Catalogação na Publicação (CIP)**
**(Câmara Brasileira do Livro, SP, Brasil)**

Machado, Graciela
Conversa íntima : o que as mulheres contam para sua ginecologista / Graciela Machado. -- . ed. -- São Paulo : Literare Books International, 2025.
ISBN 978-85-9455-407-9

1. Ginecologia 2. Mulheres - Comportamento sexual 3. Mulheres - Cuidados 4. Mulheres - Histórias de vida 5. Saúde da mulher I. Título.

CDD-618.1
25-266910 NLM-WP-120

**Índices para catálogo sistemático:**
1. Saúde da mulher : Ginecologia : Medicina 618.1
Aline Graziele Benitez - Bibliotecária - CRB-1/3129

Literare Books International Ltda.
Alameda dos Guatás, 102 – Saúde – São Paulo, SP.
CEP: 04053-040
Fone: +55 (0**11) 2659-0968
site: www.literarebooks.com.br
e-mail: literare@literarebooks.com.br

MISTO
Papel | Apoiando o manejo florestal responsável
FSC® C196274

# CONVERSA ÍNTIMA

## O QUE AS MULHERES CONTAM PARA SUA GINECOLOGISTA

GRACIELA MACHADO

Literare Books
INTERNATIONAL
BRASIL · EUROPA · USA · JAPÃO

# Nota da autora

Este livro é baseado em histórias reais vivenciadas em meu consultório. No entanto, para preservar a identidade e a privacidade das pacientes, todos os nomes, bem como detalhes identificáveis, foram alterados para garantir o sigilo profissional e respeitar a confidencialidade médica.

Meu objetivo com esta obra é compartilhar experiências e reflexões sobre a intimidade e sexualidade feminina, trazendo informação e acolhimento sem comprometer a privacidade. A confidencialidade na relação médico-paciente é um pilar essencial da prática ginecológica, e foi rigorosamente respeitada na construção deste livro.

Assim, a leitura deve ser entendida como um relato baseado na vivência clínica e não como aconselhamento médico individual. Para qualquer dúvida ou necessidade específica, recomendo sempre a consulta com um profissional de saúde qualificado.

# Agradecimentos

Sempre gostei de ouvir as minhas pacientes, muito além de suas questões físicas. Desde quando estava na faculdade, as histórias de mulheres me despertaram o desejo de seguir para a área de Ginecologia.

Talvez este seja o meu diferencial: a empatia, o desejo de saber mais, além da dor, de conhecer profundamente minha paciente e de nos tornarmos próximas, íntimas. Tudo isso para que eu consiga abordar sua intimidade da melhor forma possível.

Penso que isso é necessário, porque tenho certeza de que existe uma troca dentro do consultório, e isso me faz uma profissional e pessoa melhor a cada consulta.

Uma querida amiga pediatra, mais experiente, sempre me dizia, entre uma troca e outra sobre nossos pacientes:

— Gra, você deveria fazer um diário das histórias que ouve no consultório, porque eu sempre tive essa vontade e acabei não fazendo.

E, claro, apesar de eu falar sobre o que sentia com as histórias, sempre as contava de forma descaracterizada, assim como nesta obra. E que pena que nunca levei seu conselho a sério.

Somos muitas e temos conexões com todas as narrativas descritas aqui, porque todas vivemos algo parecido ou acompanhamos uma irmã, uma mãe, uma filha ou amiga experienciando uma situação semelhante. Nos enxergamos nessas dores, alegrias e cumplicidade, num mundo tão feminino, só nosso.

Durante anos, eu ouvia uma história e ficava revivendo aquelas emoções por vários dias.

Meu aprendizado como ser humano, mulher e médica tem sido tão grandioso, que é até difícil agradecer. Como agradecer por tanta confiança e cumplicidade? Por tanto carinho?

Meu marido também foi ouvinte de algumas histórias que ficavam vivas na minha mente e, por isso, precisava compartilhar de alguma forma. Algumas vezes ele disse:

— Você tem que escrever um livro, Gra! São muitas histórias para contar!

Até que, no primeiro semestre do ano passado, um grande amigo me disse:

— Eu acho que você tem que escrever um livro.

— Eu? Como assim?

— A Malu, sua filha, vai viajar para fora do Brasil por seis meses. O que você vai fazer enquanto ela estiver fora?

— Vou continuar minha vida, com meu marido, meu filho Théo, minha casa e meu trabalho.

— Mas, sabendo da relação que você tem com a Malu, acho que nesse período seria importante você ter um novo propósito, que pode ser seu livro.

— Será?

— O livro vai te dar esse propósito, Gra!

Fiquei com seu conselho na mente, apesar de ter achado um absurdo a possibilidade de eu me tornar escritora e, quando cheguei em casa, falei para meu marido, achando que ele ia concordar comigo, porque afinal...

— Que autoridade eu teria para escrever um livro?

Mas ele disse:

— Acho a ideia ótima!

Ele me lembrou de que, desde o início, falava para eu escrever sobre as histórias do consultório.

Associei o diário que minha amiga sempre me dizia para fazer e eu nunca fiz, ao conselho do amigo e agora ao apoio do meu marido.

Só pude chegar a uma única conclusão:

— Chegou a hora, Graciela!

Embora eu nunca tenha feito o diário, sabia que as histórias das minhas pacientes moravam em mim. Eu poderia acessá-las apenas me conectando com as emoções que senti, não importava se fosse uma história da semana passada, do ano passado ou de uma década atrás.

Eu confiei nisso!

Assim, no mês de agosto de 2024, quando seguimos para os Estados Unidos, para levar minha filha para o intercâmbio, levei meu computador. No hotel onde ficamos havia uma biblioteca. Não compartilhei com ninguém o que tinha em mente, pois não sabia como seria esse trabalho e sonho na prática.

Me sentei na primeira manhã e comecei a escrever, quando todo mundo ainda estava dormindo, e fiz isso todos os dias. Eu simplesmente me levantava, ia para a biblioteca e escrevia. Comecei a narrar as primeiras histórias com o propósito que meu amigo me falou.

Em meu coração e comigo mesma eu dizia:

— Estou deixando uma filha aqui, mas estou levando meu livro para casa.

Foi uma sementinha que plantei ali e, durante seis meses, me dediquei a ela. Foram muitas reuniões, já que obtive ajuda para esse projeto. Eu precisava que as histórias ficassem claras para quem fosse ler. E tocantes, de forma que todas nós nos percebêssemos nelas!

E eu sei que elas ficaram lindas como na vida real! Dignas de suas protagonistas.

Todas as histórias têm um pouco de nós, eu tenho certeza disso.

Eu me senti insegura em alguns momentos e pedi para minha irmã, Dani, fazer uma leitura. Sua opinião me motivou a continuar e a seguir nesse caminho.

Agora, estamos na última semana do intercâmbio, antes de minha filha voltar para casa. Estou encerrando a última história, fazendo as últimas revisões, ajustes e este agradecimento, concluindo o propósito dentro do período planejado.

Percebi que foram seis meses incríveis, o distanciamento da minha menina fez surgir uma nova mulher, de 17 anos.

Dentro de casa, o meu menino, que tinha 12 anos e fez 13, assumiu a liderança do lar. Em todo esse tempo, seu protagonismo foi envolvente, gratificante e surpreendente.

Neste livro, eu gostaria de agradecer a todas as mulheres que passaram pelo meu consultório. E também à minha família, aos meus filhos e ao meu marido, que sempre me apoiaram em tudo.

Espero que esta obra complete você de alguma forma e que se identifique com alguma ou muitas histórias.

Pense que o errado não existe!

Nossa vida segue como a gente pode; é como escrevê-la um pouquinho por dia, como num livro, que pode ser construído depois. Porque as emoções, memórias e histórias vivem dentro de nós!

Obrigada!

# Prefácio 1

É com muito prazer que respondo ao convite de escrever o prefácio de *Conversa íntima*, pois demonstra o carinho, a amizade e a consideração da autora para comigo.

A ginecologia é uma especialidade que acompanha as mulheres em todas as fases da vida. Momentos importantes, desde as dúvidas na adolescência, temas corriqueiros sobre saúde e do dia a dia, até os momentos mais marcantes da vida de uma mulher como a maternidade, um aborto, a espera ou a perda de um filho.

Somos confidentes fiéis.

Esta obra vem trazer justamente o compartilhar dos momentos mais íntimos de mulheres como eu, como você, sua mãe, sua irmã, sua tia, sua melhor amiga.

Quando lemos os relatos aqui tão divinamente escritos, nos conectamos com cada um deles, porque é na dor que sentimos a compaixão uma pelas outras; na dúvida sobre ter um filho ou não, na vontade de ser mãe, no desejo de ser amada pelo parceiro e em tantas situações íntimas e profunda. Lemos cada história e sentimos como se elas fossem nossas.

A autora, assim como eu, é ginecologista, e traz na sua amorosidade um acolhimento único, o carinho e afeto que suas pacientes encontram em cada consulta e em cada frase do livro descrita.

Eu recomendo a leitura e a degustação de cada relato como os melhores vinhos de sua vida, porque assim o são!

Sobre a autora, que acompanho a trajetória desde os tempos de faculdade, minha pupila, colega, paciente e amiga, devo dizer que seu empenho, estudo, dedicação e carinho pelo que faz, é o que a impulsionou à escrita desse livro, uma obra prima da intimidade feminina e do aconchego, onde toda mulher pode se encontrar e se reencontrar.

Esses registros, lembranças e narrativas guardados em sua memória mostram o sentimento de realização na escolha da profissão. E nesse compartilhar, a vontade de dividir com o máximo de mulheres possíveis, a amorosidade que tem.

Parabéns a autora pela coragem e iniciativa!

A felicidade do professor é ver o seu aluno brilhar!

Que seu brilho e vontade de acolher se espalhem por meio dessa obra!

E a cada querida leitora, que se encontre e se sinta acolhida, como cada uma dessas mulheres.

Que saibamos dar as mãos e acolhermos umas às outras cada dia mais!

E sempre!

**Clarissa Lisbôa Arla da Rocha**

# Prefácio 2

O consultório de ginecologia pode ser um lugar previsível. Perguntas de rotina, exames de rotina, orientações de rotina. Perguntas já conhecidas de cor, que, por vezes, até evitam abrir portas para respostas inesperadas. Mas uma escuta atenta e um olhar verdadeiro são um chamado para que ele se transforme em um território íntimo, cheio de revelações inesperadas. Graciela sabe fazer isso como poucas.

Não sei se ela nasceu assim ou se tornou. Essa escutadora e perguntadora cirúrgica, mas ao mesmo tempo acolhedora. Gra é uma dessas mulheres que a gente admira de cara. Desenvolta, feminina, com um olhar que capta o que não foi dito. Uma ginecologista completa que, além do primor técnico, cria um espaço no qual a paciente pode existir sem filtros. Sim, pagou o preço da maturidade com parte do seu colágeno, mas chegou a um ponto quase perfeito da carreira, em que todas as experiências e fases que viveu, com certeza temperadas pelo universo feminino que sempre respirou, a fizeram escutar e entender as histórias e os momentos de vida de cada paciente. Não, essa habilidade não se aprende em nenhum curso de sexologia.

Este livro é isso: um convite à intimidade do consultório e um presente para todos nós. São relatos que revelam muito mais do que sintomas ou diagnósticos. São encontros. Pequenos espelhos da complexidade feminina, das dores e desejos que não cabem em prontuários. São também lembretes de que, mesmo em dias corridos e salas apertadas, ainda é possível criar espaço para uma troca verdadeira.

Graciela me convidou para escrever este prefácio com carinho e generosidade, e eu disse a ela o que repito aqui: eu apoiaria qualquer projeto que ela decidisse fazer. Porque ela é essa mulher rara, cheia de humanidade, com uma alma que toca outras almas, que faz com que todas queiram ser amigas ou, ao menos, cuidadas por ela.

Este livro nos lembra da beleza que é estar do lado de dentro de um consultório ginecológico – como médica ou como paciente. Nos lembra que não há rotina onde há escuta. E que, quando há verdade, até os silêncios dizem alguma coisa.

Obrigada, Gra, por abrir a porta do seu espaço. E por nos lembrar, com tanta delicadeza e inteligência, que toda história bem contada tem o poder de transformar quem ouve – e também quem conta.

**Vanessa Heinrich**

# SUMÁRIO

# Introdução

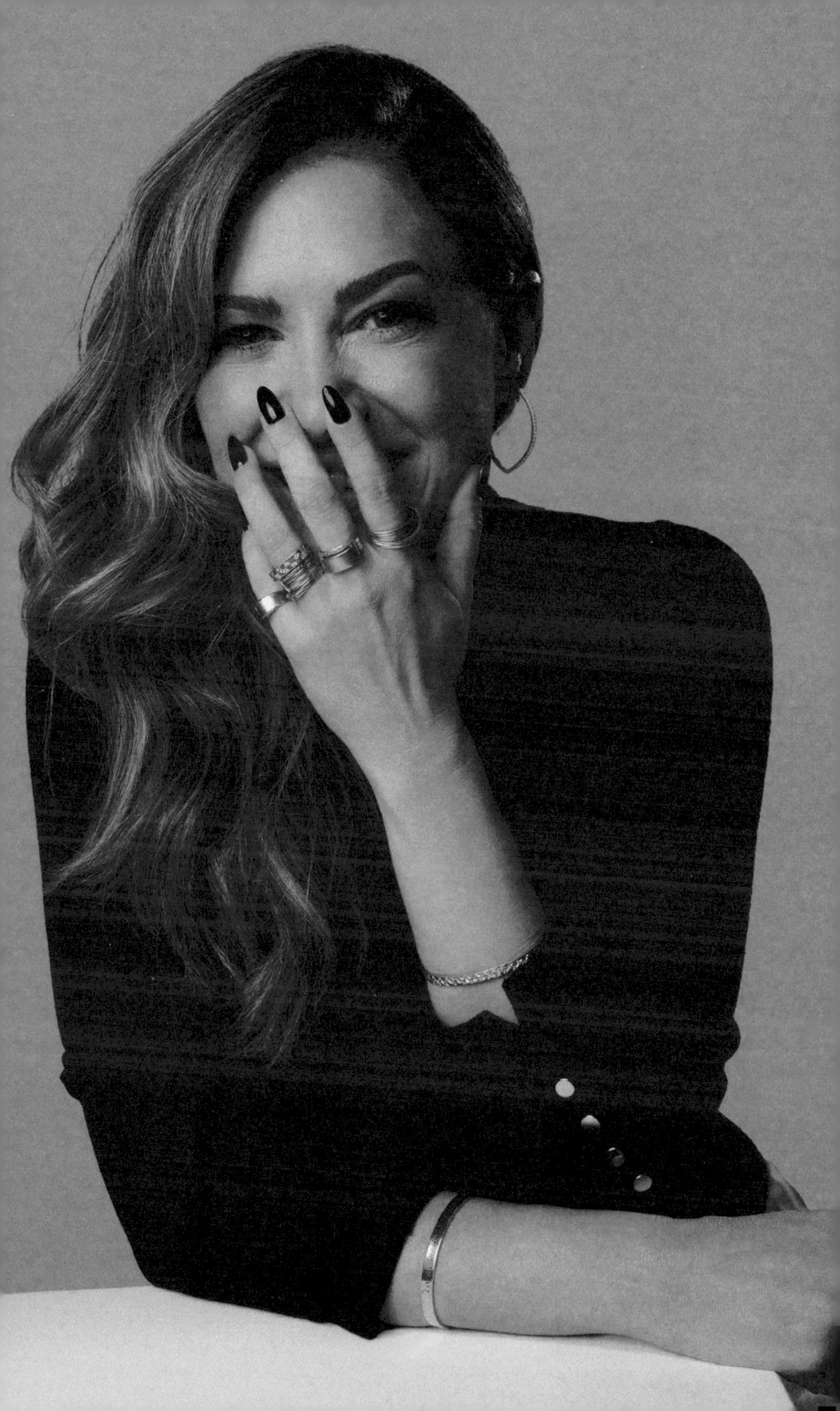

## “Ninguém nasce mulher: torna-se mulher.” (Simone de Beauvoir)

O que as mulheres contam quando vão à sua ginecologista? Uma consulta ginecológica costuma ir muito além do relato de um problema de saúde: trata-se da intimidade da mulher e não só no sentido físico.

Tratar da sexualidade feminina é tocar seus desejos mais íntimos, suas histórias mais escondidas e tudo o que uma mulher vive na sua vida afetiva, amorosa e sexual. Estamos falando aqui de emoções conscientes e inconscientes.

É claro que, quando uma mulher procura uma ginecologista, ela já possui alguma queixa, dúvida ou assunto médico para tratar, mas quase sempre, quando se entra no tema em questão, trilha-se um caminho que passa pela sua vida pessoal e requer intimidade e confiança. E é dessa forma que eu passo a conhecer sua história, seus medos, anseios e segredos mais íntimos.

Como profissional, sou privilegiada por ter conquistado uma forma de me conectar com minhas pacientes que lhes permitem se sentir num lugar seguro e de acolhimento. Afinal, uma consulta íntima não acontece apenas fisicamente falando, mas verbalmente também, assim como por meio do olhar e nos instantes de silêncio que se fazem presentes.

Com que facilidade uma mulher conta que sofre de falta de libido? Ou excesso? De que forma uma mulher se abre sobre sua desconfiança em relação à sexualidade do marido? Ou, ainda, como uma jovem pede ajuda para descobrir se é homossexual ou transexual? Como tantas mulheres encontram coragem para se abrir e perguntar o que mais precisam, diante de uma médica que trata sua intimidade física e que também precisa alcançar outros níveis dentro de suas histórias mais íntimas?

Não é possível desconectar a intimidade do corpo, do emocional e da mente. Somos este todo: mulheres que se entregam de corpo e alma, vivem e criam sonhos e expectativas que nem sempre se realizam como elas esperam.

Mulheres são traídas, contraem doenças por meio de parceiros em quem confiaram uma vida inteira ou engravidam de outra pessoa que não o marido, sofrem perdas como abortos ou morte de bebês recém-nascidos. Vivem também a alegria de amar, serem amadas, tornarem-se mães e de realizar seus desejos mais profundos.

Este é o universo que envolve um consultório ginecológico: é o mundo da mulher, feminino, forte e frágil ao mesmo tempo. Um mundo de sentimentos e emoções que permeiam toda uma vida.

Aprendo diariamente com as histórias que ouço de minhas pacientes e desenvolvo o acolhimento e a escuta plena, sem julgamento, a cada dia que vivo minha profissão, com ética e profissionalismo.

Eu me vejo em cada mulher, menina ou senhora que vem até mim, pois todas somos filhas, irmãs, amigas, esposas, amantes, mães e, sobretudo, mulheres!

*Conversa íntima* é uma obra que vem para compartilhar satisfação e dor, nos relatos mais marcantes, íntimos e significativos que venho ouvindo há mais de uma década, de forma descaracterizada e ao mesmo tempo universal. Os relatos não permitem que se saiba quem são as pessoas envolvidas de verdade, mas possibilitam sentir na alma a vivência pelas quais essas mulheres passaram e que poderiam ser minhas, suas, de sua irmã, amiga ou filha, porque todas nos identificamos com elas.

*Conversa íntima: o que as mulheres contam para sua ginecologista* é uma coletânea de histórias reais, cheias de emoção, transformações e superações que nos tocam de dentro para fora e de fora para dentro.

Bem-vinda a esta obra. Espero que marque sua vida, assim como marcou a minha!

# 1

# Excesso de libido

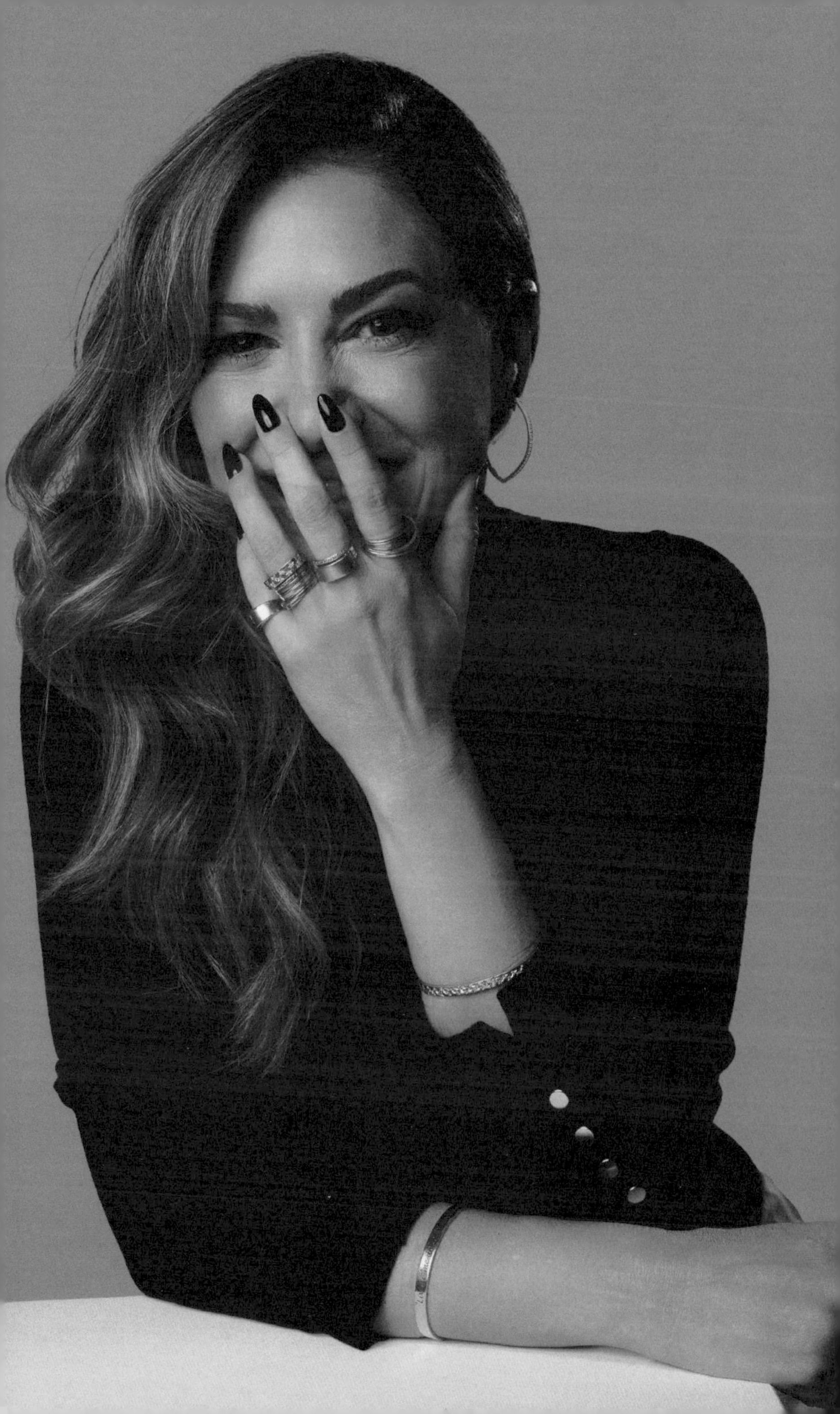

"Ora essa, sou uma mulher simples e um pouquinho sofisticada. Misto de camponesa e de estrela no céu."
(Clarice Lispector)

## Iolanda, 65 anos

Foi numa segunda-feira de manhã que conheci minha paciente, Iolanda, uma mulher incrível, à frente do seu tempo e livre.

Ela começou no ponto que interessava para ela:

— Meu problema é excesso de libido, doutora.

Discordo:

— Mas por que isso é um problema? É bom, você está viva e reconhece seu corpo.

Ela suspira:

— É, mas eu acabei de me separar e estou sozinha, não tenho como me satisfazer no momento.

Tomo um gole de café.

— Faz quanto tempo que se separou? Você está bem? Quer me contar como foi?

Ela assente e questiona:

— Posso contar mesmo?

Sorrio:

— Claro!

Ela respira fundo e começa:

— Eu estava na cama, tendo uma relação sexual com meu marido. Senti seu corpo em cima do meu e já não aguentava mais, mas não o corpo, e sim a situação. Pus a mão em seu pênis e tirei de dentro de mim. Dei um grito: chega, eu não preciso mais disso.

Eu permaneço em silêncio e no café, atenta à sua história.

Ela continua me contando:

— Me levantei da cama e ele perguntou: o que foi? Falei alto, bem irritada: eu não quero mais! Ele perguntou: por quê? O que aconteceu?

A paciente me olha, fazendo uma breve pausa e depois continua:

— Ainda sem roupa, olhei para ele, depois de quatro anos sabendo de suas traições, e disse: você tem uma mulher e eu sei quem é! O cínico negou: não tenho ninguém, você está louca!

Penso comigo mesma: *"Sempre é a mulher que é a louca!"* Ela prossegue:

— Eu disse: você tem sim e eu quero que isso saia da sua boca! Ele se levantou e ficou gesticulando: você só pode estar louca, Iolanda! Revidei: que clichê, meu amor, assume a sua amante, a Rita! Ele ficou boquiaberto, com os olhos arregalados. Vi sua cor sumir. Eu continuei querendo matar o fdp.

Concordo com ela:

— Imagino.

Ela faz sinal com o queixo e continua:

— Eu o culpei: você colocou essa mulher no convívio da nossa família, dos nossos filhos, em todas as festas, Paulo!? E ele ficou gaguejando, sem saber o que dizer. Forcei sua confissão: diga, diga que ela é sua amante. Já faz quatro anos. Eu sei de tudo. Diga!

— Uau.

— Daí ele pediu perdão, mas eu saí do quarto para nunca mais voltar. Chega de ser a esposa traída – concluiu ela a história, de certa forma orgulhosa.

Eu a questiono:

— Você está bem, Iolanda? Sinto muito pela traição que passou.

Ela respira fundo e fica com lágrimas nos olhos:

— Obrigada!

*"Muitas vezes, tudo o que uma mulher precisa é ser ouvida!"* E meu consultório é um espaço para isso. Elas entendem que podem falar o que precisarem. *"Tudo fica aqui!"*

Volto a Iolanda:

— Quer me contar como foi sua história?

Ela gagueja:

—Mas... mas... eu... eu posso contar tudo?

— Claro que pode!

Ela sorri e seus ombros caem, como se sentisse aliviada e tirasse um peso de si. Então ela volta a falar:

— Pois é, depois de décadas de um casamento feliz, com dois filhos, uma filha, amigos, viagens, festas, muitas danças agarradinhos, companheirismo, risadas e muito, muito sexo, eu descobri que ele estava me traindo com uma mulher casada do nosso grupo de amigos.

Ela chacoalha a cabeça, mudando de assunto:

— Eu não esperava que pudesse falar disso com uma médica.

— Mas é claro que pode. Eu converso com todas as minhas pacientes sobre sua intimidade, é importante.

Ela suspira, olha para baixo um instante e depois levanta a cabeça:

— Obrigada!

— De nada!

Então, ela continua:

— Eu conheci meu ex-marido aos 16 anos e me casei aos 18, virgem. Descobrir minha sexualidade com ele foi maravilhoso. Sempre senti prazer e as relações nunca foram um problema para mim, pelo contrário. Tínhamos qualidade e quantidade. Sempre fizemos muito sexo!

— Hum — apenas faço um pequeno gesto, para que ela continue falando e se sentindo à vontade.

Ela prossegue:

— Como se ainda não fosse o suficiente, no decorrer de quase 30 anos de casamento, introduzimos todos os tipos de fantasias e afins. Sexo era algo presente, intenso e bom!

— Isso é maravilhoso mesmo. E raro! Parabéns!

— Por que parabéns, se ele me traiu?

Respiro fundo e explico:

— Você viveu um casamento feliz durante décadas, isso é um privilégio e deve estar sendo difícil agora ter que lidar com essa perda.

Ela abaixa a cabeça, o que mostra que estou certa.

*"Sair de um casamento ruim é um alívio, mas de um casamento bom pode ser uma dor dilacerante."* Iolanda volta a falar:

— A gente estava sempre alegre, de bem com a vida, conversava, fazia tudo juntos. Conforme combinamos, ele trabalhava fora e, por ter carreira em uma multinacional, eu mudava de cidade, estado e até de país, apoiando seu crescimento. Os filhos iam juntos e, a cada mudança, tudo mudava.

— Não foi uma dificuldade, então, para você?

— Não. Eu nem pensava que ser dependente dele financeiramente e emocionalmente me levaria ao fundo do poço um dia. Minha filha ainda estava na faculdade quando descobri as traições. Eu fiquei tão confusa, fragilizada, que não sabia como reagir. Então, decidi esperar e me preparar para a separação, porque sabia que não haveria outra opção.

— Entendi, faz sentido.

Ela fala alto:

— Traição eu não perdoo!

Decido questionar um ponto importante:

— Você está fazendo terapia, Iolanda? Isso é essencial para ajudá-la nessa nova fase, a se readaptar, se reinventar e buscar novas alegrias para preencher sua vida.

— É... Eu comecei a me tratar com um psicólogo, que já me acompanhava antes disso. A dependência financeira me levou a abrir uma escola de inglês, já que tinha esse conhecimento, das experiências fora do Brasil. Pedi o apoio dele, na época. Aos poucos fui crescendo, preenchendo meu tempo e minha mente com algo que era útil para mim no dia a dia e que seria mais útil ainda a longo prazo. Eu queria me separar dele!

— Deve ter sido difícil.

— Foi horrível! Eu fingi por quatro anos que não sabia de nada. Via nossa amiga Rita frequentar nossa casa e todos os lugares onde íamos com os amigos. Até na minha cama essa vaca dormiu. Com meu marido!

— Acho positivo você pôr a raiva para fora. Faz muito bem!

— Obrigada!

Então ela volta à história:

— Era só eu viajar, para resolver uma questão da minha escola, que ela se enfiava na minha cama. Eu sentia raiva, ódio, indignação, mas, ainda assim, não me sentia pronta para pedir o divórcio. E seguia calada, trabalhando mentalmente e me desligando dele aos poucos.

— E essa questão da libido que você trouxe hoje, como é que ficou durante esses últimos quatro anos?

Ela balança a cabeça para cima e para baixo e explica:

— A libido, que sempre foi alta, eu passei a transformar em minha cabeça. Passei a olhar para os lados, imaginando outras pessoas e situações para o futuro sozinha, mas nunca o traí, acho isso baixo. Fui fiel por mim e pelos meus filhos, tenho respeito por eles.

— Você respeitou seus próprios valores, muito bom, isso demonstra equilíbrio, sabe o que quer e o que não quer, isso é ótimo!

Ela assente e segue:

— Só que os quatro anos de traição também foram os melhores anos de nossa sexualidade. Ficou claro para mim que ele se excitava ainda mais por ter uma amante.

— Entendo, não é tão incomum essa situação.

— Pois é. Eu chegava em casa e, quando ia me deitar, tinha algo embaixo do meu travesseiro e eu me perguntava o que era aquilo. Abria o pacote e via uma lingerie sexy. Outro dia, de novo. Eu perguntava: mas o que é agora? Abria uma caixa e tinha um perfume novo. No dia seguinte, outra vez. Pegava e via uma nova fantasia…

— Uau…

— Sim. Era surreal ir para a cama com ele e ter múltiplos orgasmos, sabendo que ele estava fazendo o mesmo com outra pessoa. Era um mentiroso, infiel, traidor, dissimulado do caramba! Eu até gostava de ter mais orgasmos, mas o nosso sexo se tornou outra coisa.

Sugiro:

— O amor acabou, mas o desejo foi alimentado por essa terceira pessoa na relação.

— Sim, o amor e a confiança, tudo foi destruído. O que antes era segurança, um porto seguro, confiança e toda cumplicidade do mundo virou desconfiança, traição, mentira e apenas prazer físico. Tudo de bom que existia na minha alma em relação a ele foi embora.

Fico em silêncio.

Iolanda continua seu desabafo:

— Eu sempre fui verdadeira e fingir esses anos todos que não sabia de nada, enquanto juntava forças, convicção e um cenário apropriado para mim, foi uma tortura diária. Eu me submeti a isso por mim mesma, pelos meus filhos e pela vontade de fazer as coisas de forma que eu desse conta, sem precisar voltar atrás.

— Você foi forte, Iolanda.

— Acha mesmo, doutora?

— Claro, seguiu seus valores, se planejou em função dos filhos e da situação financeira, é incrível.

— Obrigada. Mas ver aquela mulher frequentando a minha casa me fez virar uma pessoa cega, surda e muda, pegava vários lances e morria de ciúmes, chorava escondida. Numa Páscoa, durante uma festa, vi o celular do meu marido vibrar, peguei e li uma mensagem dela: "Meu amor, a minha cama ainda está com o seu perfume".

— Deve ter acabado com a sua Páscoa.

— Lógico. Então, no momento em que me separei, me vi como uma flor que desabrocha. Eu simplesmente desabrochei para a vida outra vez. Fiquei mais bonita, leve e feliz. Eu me libertei!

— Você é fantástica! Que história incrível! Muitas mulheres teriam entrado em depressão numa situação dessas, mas você foi estratégica em suas ações.

Ela assente e continua:

— Minha filha já tinha se formado e saiu de casa, e eu tinha dinheiro e força emocional para dar conta da minha escolha. Minha felicidade foi enorme, só que, agora, tenho que dar conta de outro problema: o excesso de libido!

— Por isso está aqui hoje!

Ela ri:

— Sim. Eu não sei o que fazer, mas é um sofrimento.

— Imagino.

A olho com calma e naturalidade:

— Você tem vibrador?

— Tenho, mas mesmo assim... estou em sofrimento.

— E sugador de clitóris, já usou?

— Sugador de clitóris? O que é isso?

A conversa vai longe e fico admirada com a minha mais nova paciente, de outra geração e com uma mente tão madura, dona de si, sem crenças limitantes sobre seu próprio corpo e desejo. *"Um exemplo para tantas mulheres!"*

Decido ir mais longe:

— E um namorado, você já tentou?

Ela gagueja:

— Minha sobrinha instalou o Tinder para mim, estou aprendendo a usar...

Eu rio e brinco:

— Já marcou um encontro?

— Ainda não, estou escolhendo.

— Sorte do homem que conhecer você, Iolanda, mas sabe que tem que se cuidar, sexualmente falando, não é?

Ela se surpreende:

— Como assim?

— Antes, você era casada, não usava preservativo, mas, utilizando esse aplicativo, terá a oportunidade de sair com vários homens. Tem que se readaptar a essa nova realidade, tem que usar camisinha, entende?

Ela pende a cabeça para um lado:

— Até entendo, mas homens geralmente não querem usar, né? Ainda mais porque, na minha idade, eles têm problema de ereção.

— Mas não é você que vai abrir mão de preservar sua saúde para resolver o problema de alguém, certo?

— Certo!

Essa consulta demorou mais de uma hora e a Iolanda acabou se tornando uma grande amiga.

*"Quanta admiração eu tenho por essa mulher, meu Deus!"*

Com o passar dos anos, aprendi a ouvir cada mulher que aqui chega, com personalidade e histórias tão diferentes, bem como o temperamento, a família, os sonhos. E, com isso, também treinei meu não julgamento e simplesmente tento acolher a todas.

Tem mulher que tem uma boa libido e está tudo bem. E tem outras que não têm libido nenhuma e também está tudo bem, desde que esteja de acordo com o que cada paciente procura, que não haja sofrimento.

Trago esclarecimento, informação, mas principalmente uma escuta plena e a amorosidade de buscar o que elas precisam e de forma acolhedora.

*"Obrigada, meu Deus, pelo privilégio de, com meu trabalho, conhecer tantas mulheres incríveis e ser um porto seguro para cada uma delas!"*

Cada uma das minhas pacientes é uma realização profissional e de vida!

Suspiro:

— Minhas pacientes...

*"Nuas de corpo e alma!"*

"Existem mulheres que têm duas primaveras e que surgem na segunda mais belas do que a primeira". Uma verdade dita por Machado de Assis: há mulheres que aprendem a florescer com todas as suas histórias e amores, que nascem delas mesmas.

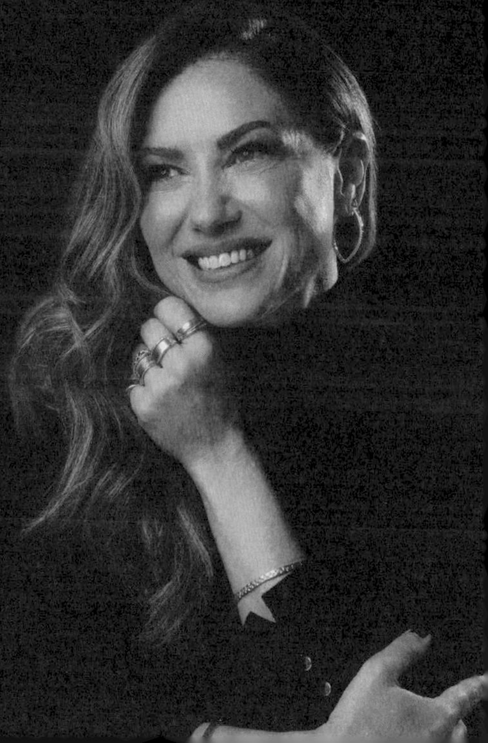

# 2

# Menopausa

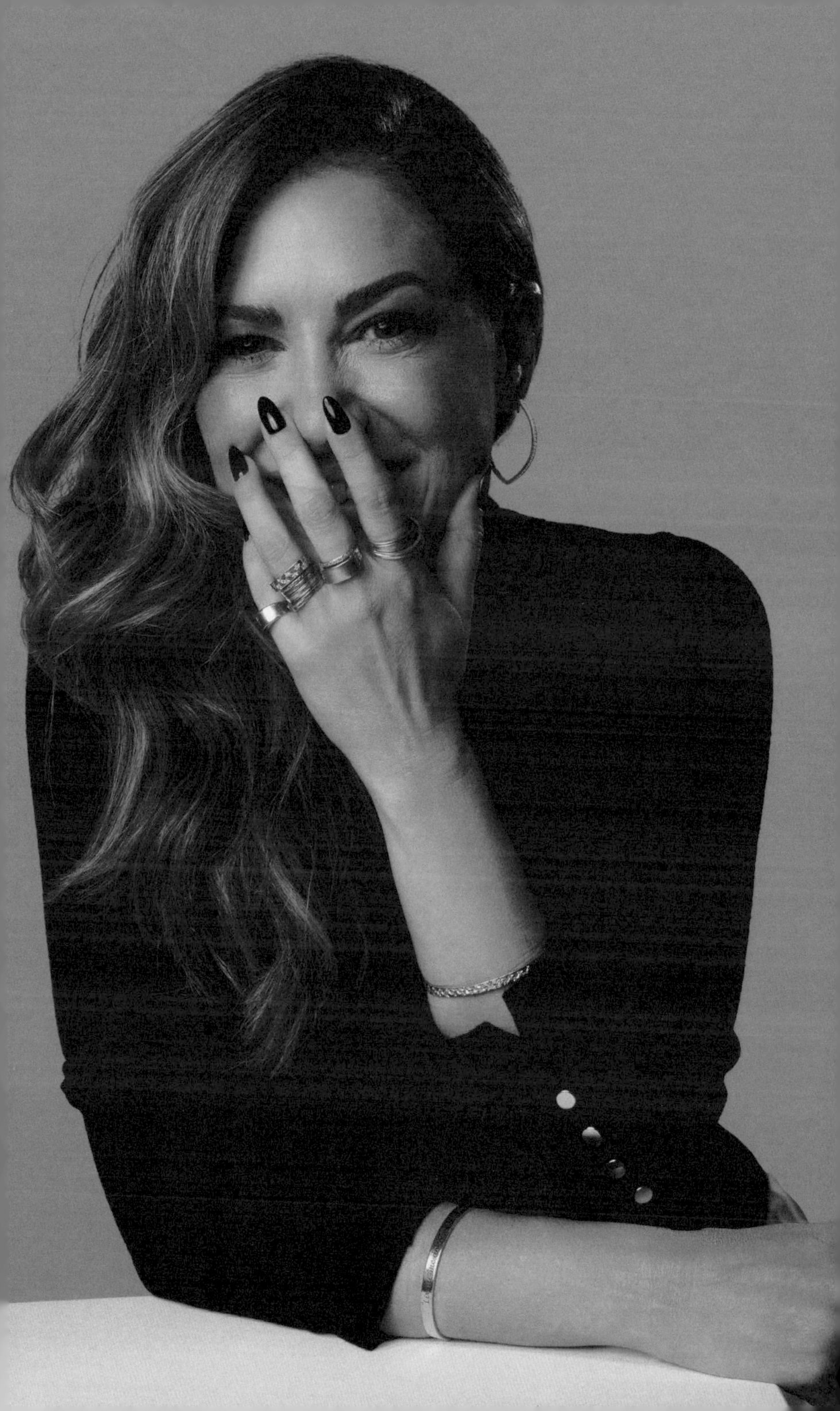

"Todas nós somos uma história que merece ser contada."
(Graciela Machado)

## Suelen, 45 anos

O que significa para você quando sua máquina de café quebra? À primeira vista, pode não parecer nada, mas imagine que você está numa das piores fases da sua vida: sem dinheiro, sem saúde, sem perspectiva, em depressão, e aquilo que você mais ama quebra! Como você se sentiria?

Como tudo na vida, nada é por acaso. E, para a Suelen, a máquina de café quebrada significou a maior virada da trajetória dela.

Ela gritava com o marido e chorava:

— A máquina de café quebrou!

— Calma, amor!

Ela chorava mais ainda:

— Agora eu vou ter que tomar café coado, ainda por cima?

— Não, tem uma cafeteria aqui perto. Dá para ir a pé, vamos lá!

Devido à amorosidade do companheiro, eles foram, mas Suelen foi de cabeça baixa, enxugando as lágrimas de vez em quando, absolutamente inconformada com a história da máquina. Para ela, parecia o fim, a cereja do bolo de uma sequência de situações ruins na qual sua vida tinha se transformado.

Só que a máquina quebrar foi uma bênção, o ponto de virada. *"Os milagres invisíveis em nossas vidas!"*

Eu conheço a Suelen há mais de dez anos. Ela trabalhava como cabeleireira e atendia em casa. Foi assim que nos conhecemos e, aos poucos, fomos nos tornando próximas uma da outra. Virava e mexia, ela me falava da sua vida, do marido e até da filha adolescente, com quem tinha uma preocupação enorme de que engravidasse:

— Já pensou se essa menina engravida?

Eu fiquei ouvindo. Ela continuou:

— Eu não estou preparada para ser avó!

Faço minha sugestão:

— Suelen, traga sua filha para se consultar comigo, que eu vou explicar para ela o uso e a importância do anticoncepcional.

Ela sorriu:

— É uma ótima ideia! Vou fazer isso. Obrigada!

E fez, mas devo dizer que não adiantou. Pouco tempo depois, sua filha ficou grávida de gêmeos:

— Duas crianças, Gra! Duas!

— Que Deus abençoe, Suelen, crianças são benções em nossas vidas!

No pré-natal, sua filha evoluiu com uma pré-eclâmpsia, hipertensão específica da gestante. Isso fez com que tivéssemos um contato maior, porque a jovem precisava de mais consultas, o que foi aumentando nossos laços.

Apesar de ter ficado tudo bem, esses nascimentos também se entrelaçaram com a mudança de vida da Suelen.

O parto foi de emergência, numa noite de muita chuva. As duas recém-nascidas precisaram ficar na UTI:

— Bebês prematuros precisam ficar, Su, vai dar tudo certo!

— Obrigada, Gra!

E deu.

Com o tempo, eu só fui ganhando mais e mais admiração por essa mulher guerreira, que também se tornou minha paciente, apesar de muitas consultas terem sido apenas on-line.

Suelen é aquele tipo de pessoa que se vira nos trinta. Anda de moto por toda a cidade, atende várias clientes em suas casas, para ser independente e ajudar a família.

Outro dia, eu tinha um horário marcado, mas estava a maior chuva. Liguei para ela:

— Está chovendo, Su, tem certeza de que não prefere vir outro dia?

— Não. Já estou saindo, me espera.

Fizesse chuva ou sol, Suelen trabalhava de moto, sem parar. E sempre com alegria e boa vontade.

O marido demonstra ser um bom companheiro, ambos dão valor à família, são esforçados e, numa determinada fase, esse parceiro começou a viajar a trabalho para uma cidade vizinha. Então, eles passaram a ficar separados por cerca de três meses, até que ele voltasse para casa. Só que esse trabalho foi melhorando para o marido e, depois de um tempo, eles decidiram se mudar para a outra cidade. Foi quando os problemas da Suelen realmente começaram.

Na nova cidade, Suelen não tinha mais suas clientes, a filha arrumou um emprego e ela acabou fazendo o papel de babá das suas netas gêmeas. Isso não parecia um problema de início, mas foi uma mudança de vida radical.

A Suelen que andava de moto de manhã, à tarde e à noite a trabalho, encontrando várias mulheres todos os dias, conversando, sentindo-se útil e ganhando dinheiro, passou a ficar em casa 24 horas por dia, sozinha, cuidando de dois bebês, até às nove da noite, quando o marido e a filha finalmente voltavam para casa, cansados.

A solidão pegou! O vazio de uma vida de dona de casa em alguém que não nasceu para isso! Suelen era cheia de energia e alegria, e não tinha mais onde despender tudo isso. Ela começou a se sentir deprimida, com insônia, acordava suada de madrugada, foi engordando, perdendo a autoestima e, dentro de pouco mais de um ano, não se reconhecia mais: estava obesa, apática e com vontade de morrer.

Suelen dizia o tempo todo para si mesma: "Eu não me reconheço mais!"

Ela mesma me disse:

— Peguei a minha moto e fui para a estrada, várias vezes. Eu pensava em me jogar na frente de um caminhão.

Só que, felizmente, após pensar melhor, ela voltava para casa todas as vezes, embora não visse saída.

A grande verdade é que a Suelen não estava só vivendo uma grande mudança em sua rotina diária. Sua rotina biológica também estava em transformação: ela estava entrando na menopausa e não se dava conta do fato. As ondas de calor, a tristeza, as falhas na menstruação e a depressão, para ela, eram parte de um mesmo pacote que o destino lhe havia reservado.

*"Mas não era!"*

Com isso, a nova Suelen, que mudou de cidade, engordou, estava deprimida, sentindo-se sozinha, inútil e com vontade de tirar a própria vida, quando viu quebrar a máquina de café, que era sua única alegria, achou que aquilo era uma piada do destino, um deboche em cima do seu sofrimento, que ela não suportava mais.

*"Ela deixou de gostar de si mesma!"* Nem queria mais nem andar de moto:

— Ter a moto para quê? Ir aonde? Fazer o quê? Eu vou vender e usar o dinheiro na casa.

O marido concordou, sem perceber o peso que ela estava carregando.

Naquela noite, ela disse que ficou de joelhos, chorou e pediu a Deus:

— Me ajuda, Pai, eu não vejo saída, não aguento mais!

Fechou os olhos e permaneceu no chão, em lágrimas, na esperança de que Deus pudesse compreender seu pedido de ajuda, já que nem sequer conseguia se expressar, em meio a tanta dor e desespero dentro de si.

Foi no dia seguinte, à noite, que a máquina de café quebrou. E aquilo que parecia um sarcasmo da vida com tudo o que ela estava vivendo, foi na verdade um presente dos céus!

Quando ela e o marido chegaram na cafeteria, que estava praticamente vazia, encontraram um homem abastecendo alguns produtos nas máquinas e começaram a conversar:

— O senhor acredita que a máquina de café da minha esposa quebrou?

O homem se virou para Suelen:

— Verdade?

Ela assentiu e soltou, sem pensar:

— Quando eu morava na outra cidade, eu ainda sentia que tinha um motivo para viver.

— Que cidade?

Ela contou. Conversa vai, conversa vem, eles descobriram que tinham uma pessoa em comum entre eles: o pai da Suelen.

— Então o meu pai trabalhou com o senhor, como segurança?

— Pois é, e agora eu estou precisando de alguém como seu pai, de confiança, para um trabalho simples, sabe, mas que eu não estou conseguindo fazer.

Suelen arregalou os olhos:

— O que é?

— Eu estou precisando de uma pessoa, porque a minha mulher está com a mãe doente, sabe?

Suelen só ouvia, atenta. O homem continuou:

— Só preciso de alguém que venha aqui abastecer os produtos de café e fechar o caixa à noite.

“Bingo! Pode ser à noite, quando meu marido e minha filha chegam em casa!” — ela pensou.

— Eu posso fazer isso para o senhor, se quiser.

O homem sorriu:

— Mas é claro que eu quero!

Suelen ficou feliz com o pequeno trabalho, empolgada como há tempos não se sentia.

Na volta para casa, a filha percebeu:

— O que aconteceu, mãe?

— Eu vou poder trabalhar de novo! Voltar a ter uma vida.

Nessa conversa, a filha percebeu que a mãe precisava de apoio:

— Mãe, eu vou mudar meus horários e vou caminhar com você de manhã, todo dia, na praia. O que você acha?

— Acho ótimo!

— E tem mais!

— O quê?

— Eu vou pôr as meninas na escolinha, já está na hora. E assim você volta a ter uma vida. Não está certo você ficar presa por causa delas.

— Obrigada!

No dia seguinte, as duas estavam dispostas, caminhando à beira-mar, quando outra mulher aborda a Suelen:

— Toma!

Ela entrega um cartão. Suelen lê e fala baixinho:

— Grupo de ciclismo para mulheres?

Ela reflete:

— Mas eu nunca andei de bicicleta mais do que um quarteirão…

A mulher responde:

— Isso não é problema.

Suelen lamenta:

— Mas eu estou gorda!

— Mais um motivo.

Elas riem, em apoio mútuo.

Suelen se sentiu viva outra vez!

Primeiro foi o pequeno trabalho, depois as caminhadas com a filha e agora a possibilidade de participar de um grupo de ciclismo:

— Eu vou é mudar a minha vida toda!

E contou que seu pensamento mudou totalmente: "Vou vender a moto para comprar uma *bike*".

Passou então a andar de bicicleta, aos poucos, porém todos os dias. Fez amizade com as outras ciclistas e foi se tornando cabeleireira de várias delas. As clientes estavam de volta!

Não demorou, e Suelen emagreceu. Ficou com um corpo lindo, tonificado, como nunca havia tido, estava disposta, alegre, feliz e voltara a se sentir útil outra vez. Passados alguns meses, ela veio à consulta presencial e pôde me contar tudo isso.

Anteriormente, na consulta on-line, identificamos que o seu quadro de sofrimento pessoal estava associado aos sintomas climatéricos, mesmo tendo menos de 45 anos.

Ela começou a reposição hormonal, junto com os novos hábitos. Mas é importante dizer que ela teve de sair sozinha do buraco em que estava, por ela mesma, enquanto fazia a reposição. Foram as duas coisas juntas que lhe permitiram renascer! Não existe mágica!

Ela dormiu melhor, o suor acabou, sua disposição estava a mil outra vez! Fizesse chuva ou sol, na nova cidade, de cliente em cliente, estava ganhando seu dinheiro mais uma vez.

E foi assim:

— Você acredita, Gra, que eu passei por tudo isso?

— É a vida, Suelen, você deu a volta por cima!

— É, eu nem achava mais que tinha esperança para mim.

Aponto para seus exames:

— E vamos continuar a cuidar dessa menopausa com reposição, direitinho.

Eu melhorei o tratamento que ela já estava fazendo. Não que ela ainda estivesse sofrendo com os sintomas, porque, com o emagrecimento e a grande virada, ela já tinha recuperado até mesmo a libido, que achava que não tinha mais.

Ela mesma me contou:

— Gra, lembra que eu falei que não tinha mais libido e demorava para ter orgasmo?

— Sim.

Ela suspira:

— As coisas mudaram…

— Me conta…

Suelen respira e diz:

— Eu ando tendo fantasias com outro homem.

— Tá…

Ela precisa se encorajar para falar; eu fico em silêncio.

— Eu tive uma lesão na coxa por causa da bicicleta e tive que ir à fisioterapia.

— Sei…

Ela suspira:

— Comecei a me sentir atraída pelo fisioterapeuta.

— Me fala mais, Suelen.

— Você acha?

— Claro.

Ela gagueja:

— Mas e o meu marido?

— Você pode usar essas fantasias quando está com ele.

Ela me olha de lado:

— É, eu já fiz isso.

— E não foi bom?

Suelen abre um sorriso de orelha a orelha:

— Eu voltei a gozar rápido e mais vezes. Fecho os olhos e imagino que é o fisioterapeuta, sabe? Mas eu estava me sentindo mal por isso.

— Não precisa, Suelen. Fantasiar não é traição e ainda melhora seu casamento.

Ela fica pensativa e responde:

— É, eu percebi isso. O sexo voltou a ficar bom. Melhorou para nós dois.

— Então, não tem que se sentir culpada. O que a gente fantasia é só nosso e ainda melhora a vida sexual de muita gente, não é privilégio seu.

— Verdade, Gra?

Assinto.

Ela respira, aliviada e sorri.

Depois desabafa:

— Tenho descoberto outras sensações na fisioterapia. Quando ele me tocava, percebi meu corpo vivo outra vez, eu me arrepiava e ficava excitada. Só que isso me acendeu para o meu marido.

— Você soube direcionar sua fantasia para onde queria, Su. É incrível!

Ela continua:

— Eu quase tenho orgasmos olhando para ele, jovem, másculo, bonito.

— Você está viva, Su! E sentir sua libido outra vez é um excelente sinal. Você pode pedir para o seu parceiro se cuidar, para se sentir atraída por ele também, o que você acha?

Ela concorda:

— É, além da diabetes, ele se tornou obeso mórbido.

— Tente convencer ele a se ajudar, como você fez.

— Ele sente ciúmes de mim, pergunta por que ando de bicicleta, por que emagreci, por que me cuido...

— Que pena, ele poderia elogiar sua grande virada, mas espero que use seu exemplo para se cuidar também e não para desestimular você. Não permita que isso aconteça.

Ela suspira:

— O fisioterapeuta me elogia o tempo todo.

— Ah, é?

Eu rio. Explico:

— Não se sinta culpada por sentir desejo por outro homem. Ter sua libido de volta é sinal de que você está bem, renasceu.

— Eu sei, mas quero manter meu casamento.

Concordo:

— Sim, eu sei que você tem um companheiro em casa e que dá o mesmo valor à família que você. Continue usando sua fantasia com o seu parceiro; ele também vai se sentir desejado e vai fazer bem para o casamento de vocês. Se sinta feliz por estar bem. E, estando bem, você vai encontrar formas de ajudar seu marido em algum momento.

— Vou chamar ele para andar de *bike*!

— Isso!

Hoje a Suelen está ótima, vivendo essa nova fase de si mesma com toda energia que é dela, somada à sua superação em tantos aspectos.

É lindo acompanhar a trajetória de uma mulher que se supera, cresce e segue em frente. Além disso, ela é um exemplo de que a libido não é apenas um fator fisiológico, mas multifatorial.

A libido depende da situação de vida, do trabalho, do corpo, da autoestima e de tudo que se faz. Muitas vezes, as mulheres querem apenas uma pílula que vai acender seu desejo pelo parceiro outra vez, mas a vida e energia sexual estão dentro de cada uma de nós. Para ser acesa, é preciso o autocuidado, o autoamor e o autoacolhimento.

O desejo começa em nós mesmas!

A menopausa é um marco natural na vida de toda mulher, geralmente ocorrendo entre os 45 e 55 anos.
Apesar de ser um processo fisiológico, cerca de 80% das mulheres apresentam sintomas que impactam significativamente a qualidade de vida. Os mais comuns são:

- Ondas de calor e sudorese noturna.
- Alterações no sono.
- Irritabilidade ou depressão.
- Queda da libido.
- Ressecamento vaginal.
- Dificuldade de concentração e perda de memória recente.

Segundo dados da Pesquisa Nacional de Saúde (IBGE, 2019) e estudos da Febrasgo (2022), menos da metade das mulheres com sintomas buscam atendimento médico especializado. Muitas acreditam que "têm que aguentar" ou que "é normal da idade".

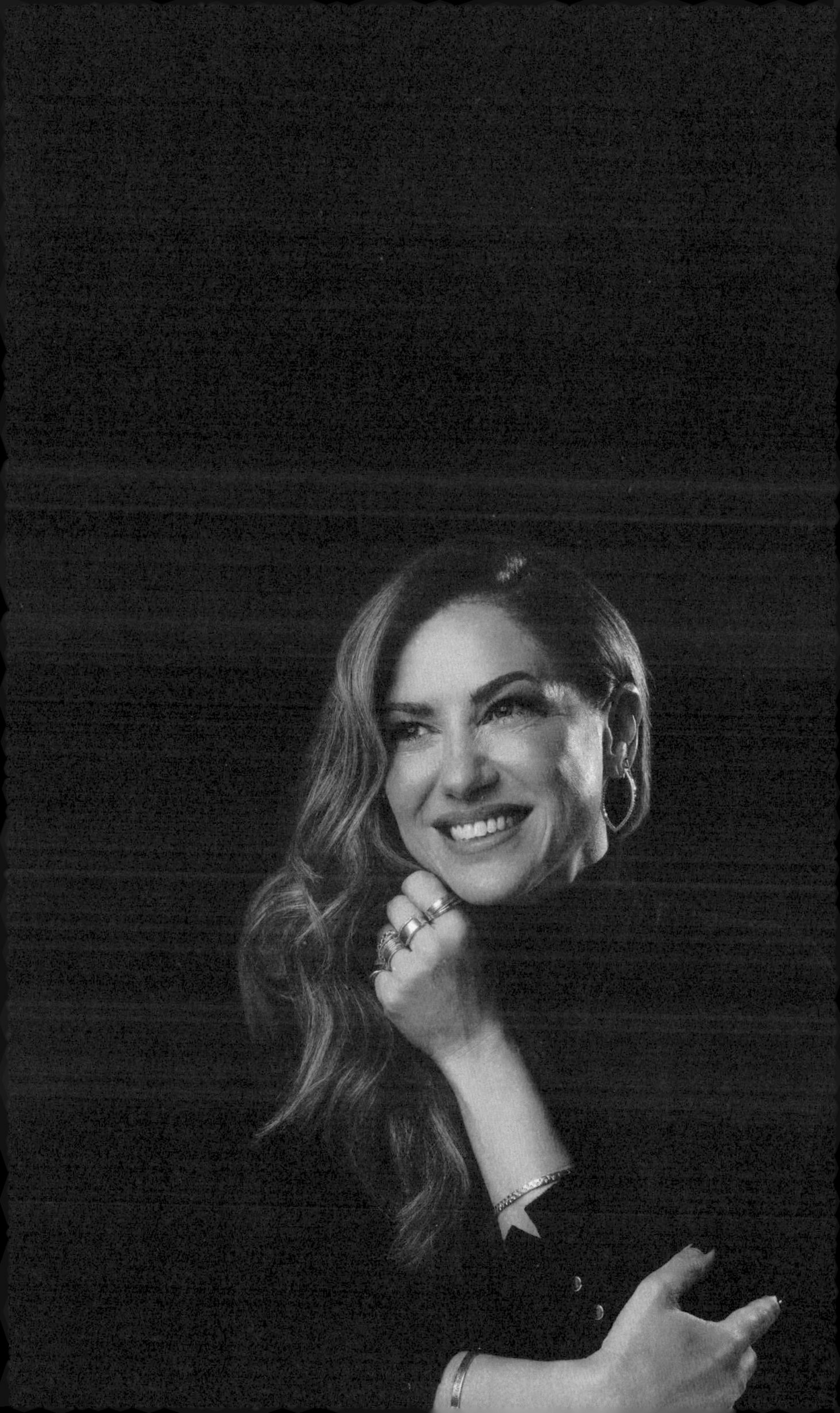

# 3

# Falta de libido

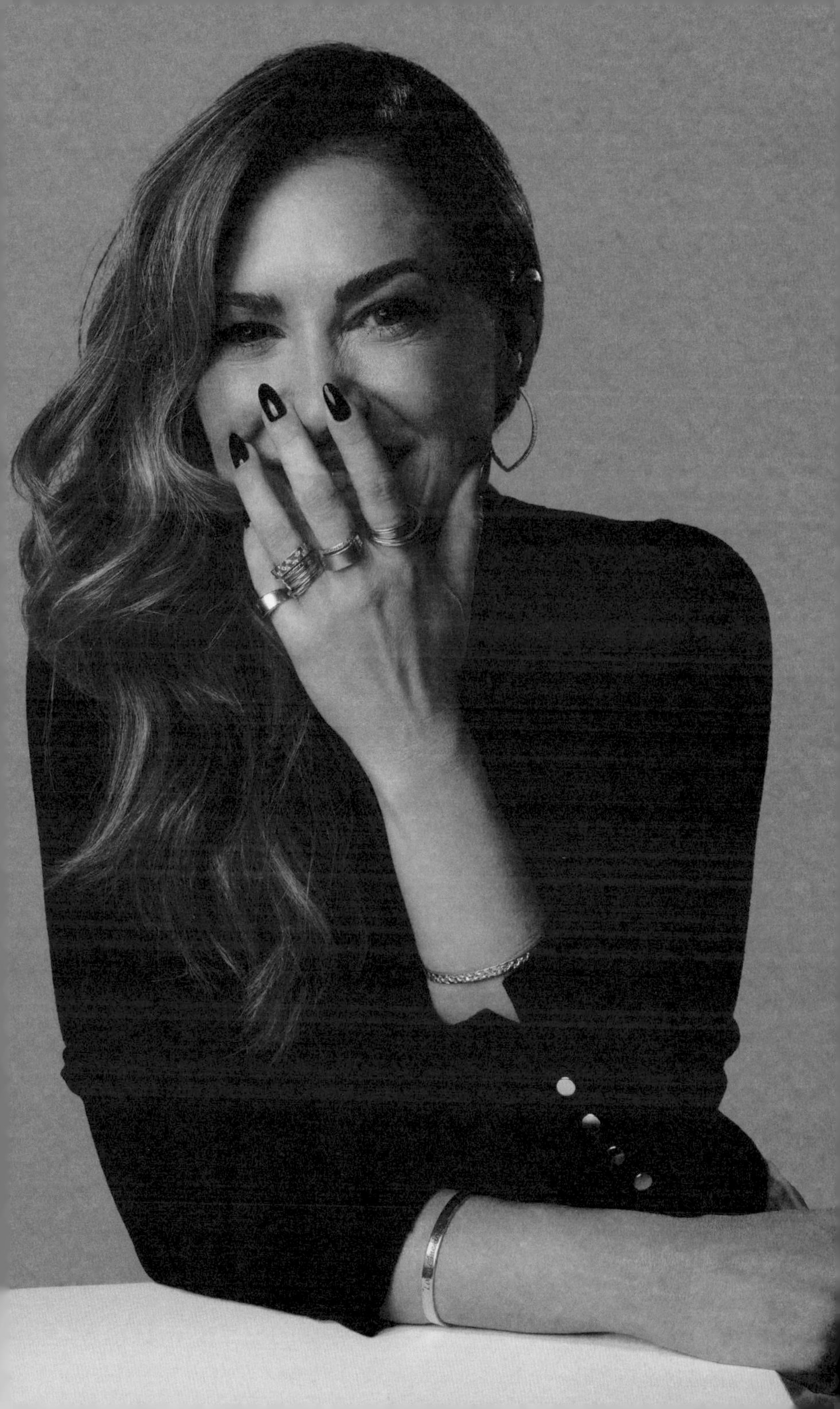

"Em todas as lágrimas
há uma esperança."
(Simone de Beauvoir)

## Marina, 38 anos

Desde a primeira consulta da Marina, pude ver nela uma moça tímida, mais quieta e bastante reservada. Além disso, era jovem, bonita e feliz.

Há muitos tipos de personalidades entre mulheres e não há melhor ou pior, certo ou errado. Cada uma é única e, em cada paciente que chega, vou reconhecendo como ela funciona para que, assim, eu possa me aproximar dela e ajudá-la no que for possível.

O fato de a Marina ser mais calada e discreta me fez perceber que ela vinha de uma família conservadora e rígida, o que contribuiu para seu modo de ser. Dentro dela, havia uma menina amável, carinhosa, meiga e que fazia tudo pelo bem dos outros.

Eu a conheci no início da minha carreira e logo ela me contou:

— Eu sou muito apegada à minha mãe, fui a última a sair de casa.

— Isso é positivo, os laços familiares.

E a conversa foi se estendendo:

— E seu marido?

— É o meu primeiro e único homem, meu primeiro e único amor, perdemos a virgindade juntos.

— Que linda essa história de amor!

— Obrigada! Sim, há muito amor mesmo, somos felizes!

Continuo:

— E o trabalho, o que você faz?

Ela suspira:

— Eu fiz Engenharia, porém minha vontade era o concurso público. Tentei várias vezes, mas não obtive êxito, foi uma frustração para mim.

— E como você está lidando com tudo isso?

Ela dá um sorriso largo:

— Estou processando ainda.

— E o que traz você aqui hoje, além das dores?

Ela se movimenta na cadeira e depois começa sua história:

— Começou há algum tempo. Toda vez que menstruo, sinto dores intensas no bumbum, na "polpa".

— Sei. Vamos fazer alguns exames e descobrir o que é.

A conversa continuou e, antes que pudéssemos tratar sua dor, descobrimos sua primeira gravidez no retorno e as dores cessaram por todo o período da gestação.

Acompanhei seu pré-natal, até o nascimento do seu primeiro filho. Depois da gravidez e do tempo de resguardo, suas queixas voltaram:

— Está doendo mais ainda, Gra!

Ela começou a tomar um medicamento que melhorou as dores, mas teve um efeito colateral:

— Eu nunca tive muita libido, Gra, mas agora é zero.

— E como vocês estão lidando com isso em casa, no relacionamento?

— Ah, eu tenho me esforçado, mas é do mesmo jeito: é rápido mesmo.

— Como assim, rápido?

Ela respondeu de forma evasiva e mudou de assunto.

Eu reforcei:

— O importante é que as dores foram embora, mas é muito importante que você tenha desejo e que tenha uma relação íntima de prazer com seu marido. Podemos fazer mudanças na sua medicação e alinhar melhor a sua vida sexual.

Porém, Marina não deu abertura para mudanças na medicação, temia voltar a ter dores e preferiu mantê-la.

Três anos depois, Marina planejou ser mãe outra vez e estava sempre feliz, de bem com a vida, alegre e amável.

Só que, depois do segundo filho, as dores voltaram com mais intensidade:

— Eu não sei o que eu faço, Gra, não suporto essa dor.

— Vamos reavaliar e planejar um tratamento adequado, para que você fique sem dor, mas mantenha sua libido. Não se preocupe!

Eu sabia que a minha paciente tinha vida social ativa e, ao mesmo tempo, era caseira, uma mãe presente em tudo na vida dos filhos, do marido e da casa. Foi com o tempo e após muitas consultas e conversas, na construção de uma relação de confiança, que um dia ela criou coragem de me perguntar:

— Gra, quanto tempo é normal?

— O quê, Marina?

Ela limpa a garganta:

— O tempo de relação?

— Bom, para cada mulher pode levar um tempo diferente.

Ela olha para baixo e sorri amarelo, depois pergunta de outra forma:

— Mas e para o homem?

— Fala-se de uma média de 5 a 7 minutos, mas pode ser para mais ou menos, depende do tipo de estímulo também, se é masturbação ou penetração, mas o que importa é a satisfação do casal. O tempo não define qualidade.

Ela fica boquiaberta, me olhando:

— Sete minutos?

Eu tomo um gole de café, tentando entender o que significa sua reação:

— Por quê, Marina? Qual o tempo do seu marido?

Ela abaixa a cabeça. Eu respiro fundo e respeito seu tempo. Ficamos em silêncio alguns segundos, até que ela olha para mim:

— Um minuto, no máximo. Nunca foi mais do que isso.

— É sempre assim ou às vezes?

Ela hesita um pouco antes de responder:

— Acho que sempre.

Tento entender um pouco mais:

— Desde o começo foi assim?

— É.

— Quer me contar mais sobre isso?

Ela me explica que foi assim desde o começo e, como ela não tinha conhecimento sobre a sexualidade, nem ninguém para conversar sobre o assunto, achou que era normal.

Então ela só descobriu o tema quando viu algo sobre isso nas redes sociais.

Eu continuei a conversa:

— Mas vocês nunca conversaram sobre essa questão?

Ela fala alto:

— Eu não. E se ele se chatear?

— Marina, ele é seu marido, seu companheiro de vida, você deve ter uma boa comunicação com ele. E você sabe ser amorosa.

— É, eu sei, mas não quero que seja um problema para ele.

Tento esclarecer melhor a nossa conversa:

— Você sabe que o que ele tem se chama ejaculação precoce?

Ela fica envergonhada:

— Não, eu nunca tinha ouvido falar dessas coisas, até que uma vez vi um post no Instagram, mas não converso sobre a minha sexualidade com ninguém.

— Nunca conversou?

— Não.

— Mas aqui é um lugar seguro para você falar de todas as suas questões, tá bom? É importante que você não tenha dúvidas ou receios.

— Obrigada.

Assinto.

Ela sussurra:

— Deve ser por isso que eu sempre senti um vazio.

— Como é esse vazio?

Ela olha para fora da janela um tempo e depois explica:

— Depois de toda relação, eu dizia para o meu marido que sentia um vazio na minha barriga.

— Entendo. E você nunca fizeram as preliminares, com toque, sexo oral, vibrador?

Ela abaixa a cabeça, um pouco mais corada.

— Não precisa ficar constrangida, Marina, esses assuntos são normais e tudo o que estamos falando, outras pacientes também conversam comigo.

— É, é só porque eu nunca falei com ninguém, acho um pouco difícil ainda.

— Não se preocupe.

Faço uma sugestão:

— Tem uma medicação que seu marido pode tomar para demorar mais e melhorar essa situação.

— Verdade?

— Claro, eu vou escrever para você na receita, mas o ideal é que ele procure um urologista, faça um checkup e siga as orientações do médico dele.

— Certo. E você acha que pode dar certo?

Sorrio:

— Vocês não se amam?

Ela abre um largo sorriso:

— Muito.

— Então, o amor vence qualquer barreira, Ma. Vocês se amam e vão encontrar o equilíbrio, com o remédio, mas também com diálogo aberto entre vocês. Ele precisa entender que, mesmo já satisfeito, você pode ter um tempo diferente e ele pode manter os estímulos de outras formas, até você também atingir o orgasmo.

Só que não foi bem assim que as coisas se desenrolaram. O marido da Marina até foi ao médico e começou a tomar o remédio, mas não continuou o tratamento, porque se sentia muito triste e sem vida com o medicamento. Ela, amorosa, gentil e preocupada com o humor do marido, concordou com a situação.

— Você pode falar com ele, Ma, tentar outras formas.

Ela respira fundo e solta:

— Eu me preenchi com a maternidade, Gra, estou feliz, mesmo que não saiba o que é um orgasmo.

— Entendo, mas saiba que não precisa desistir de você. De tempos em tempos, pode tentar falar com ele sobre outras formas de conhecer o prazer sexual.

— Você é como uma psicóloga que eu tanto precisava e não sabia, Gra. Obrigada.

Eu rio:

— De nada, estou à sua disposição!

Ela prossegue:

— Eu nunca consegui me abrir pra ninguém antes e nunca fui a uma psicóloga, e conversar com você em todas as consultas me faz perceber que é algo que eu realmente precisava.

— Claro, faça isso. Terapia é algo saudável, sempre abre portas para o autoconhecimento e isso melhora a nossa vida em todos os aspectos.

— Mas eu tenho esperança, Gra!

Sorrio:

— Fico feliz, você não deve desistir de você. Nem do seu marido, vocês se amam.

Essa é a história de uma jovem de 38 anos que é linda, feliz e cheia de vida, apesar de não ter a vida sexual que gostaria.

Ela se sente amada pelo marido, pelos filhos e pela mãe, de quem nunca se desgarrou. Apesar de não ter se tornado a profissional que sonhava, realizou-se em outras áreas da vida, demonstrando grande inteligência emocional, resiliência e amorosidade.

Assim é a vida! Existe resiliência ou acomodação, superação e flexibilidade. Há quem se lamente ou se revolte durante uma jornada inteira por problemas como esse ou pela falta de uma carreira. E há quem veja beleza e alegria naquilo que tem e percebe as compensações da vida.

Tudo depende do ponto de vista, da perspectiva, e eu fico feliz de ver, na Marina, alguém que ama tanto e se molda àquilo que tem, de forma amorosa e boa para ela mesma e para quem ela gosta. Entender que a vida sexual não é um padrão, que cada um pode ter a sua, sem régua para medir. Se não traz sofrimento, não é considerado uma disfunção sexual e não precisa de nenhuma intervenção. Saber o meu limite e respeitar a vontade da minha paciente também é cuidar.

A ginecologia me dá a permissão de conhecer essas histórias tão íntimas, com as quais eu mesma aprendo tanto, e uso da minha facilidade de empatia para ser um ponto de apoio para cada paciente que chega.

Eu amo o meu trabalho como quem ama a própria vida. Ser um apoio para as minhas pacientes é um dos melhores presentes que recebi e, assim como a Marina, sei perceber o valor que isso tem!

A ejaculação precoce é uma disfunção sexual que ocorre quando o orgasmo acontece mais cedo do que o esperado, antes ou logo após a penetração. As causas podem estar relacionadas à ansiedade, a outros fatores psicológicos, à sensibilidade excessiva da pele do pênis ou à inexperiência sexual. Os tratamentos podem incluir psicoterapia, uso de antidepressivos (inibidores seletivos de recaptação da serotonina) e outros medicamentos.

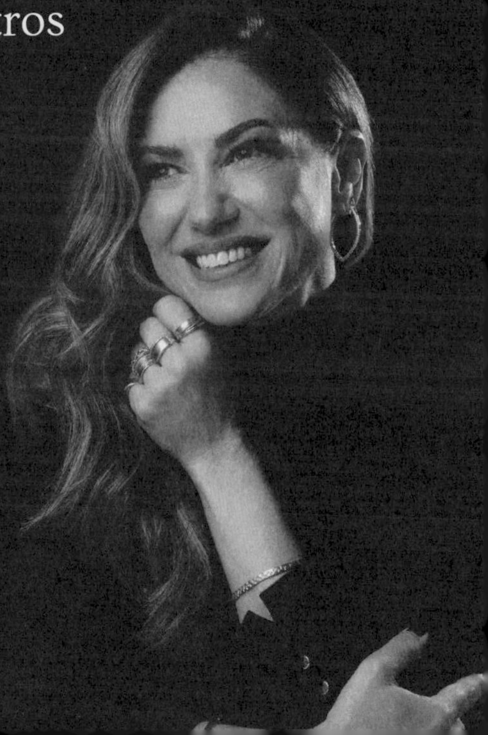

# 4

# O que falta?

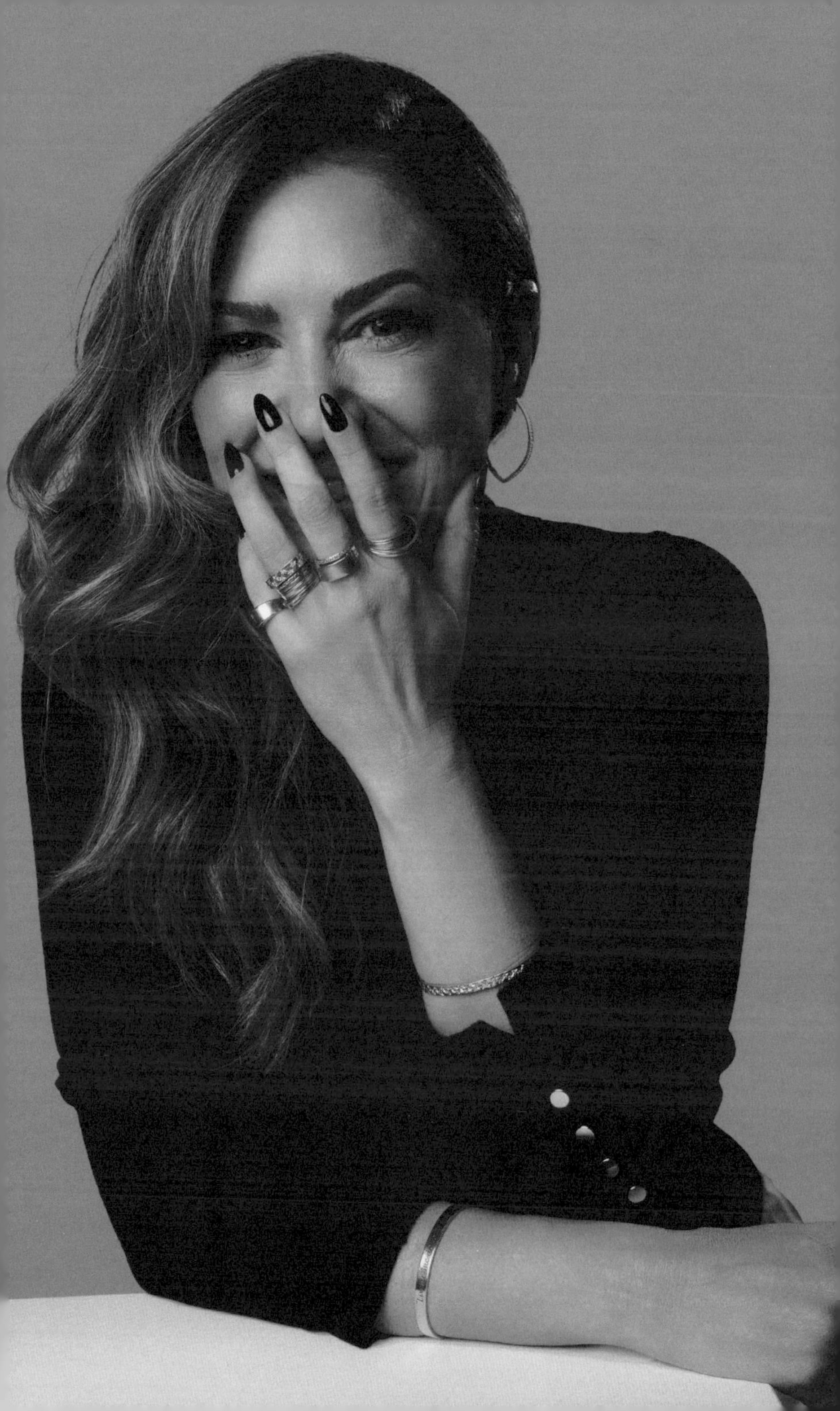

"Eu passava muito bem sem Deus e, se utilizava o seu nome, era para designar um vazio que tinha, a meus olhos, o clarão da plenitude."
(Simone de Beauvoir)

**Glória, 50 anos**

— Eu não tenho vontade nenhuma de transar com ele!

Tomo um gole de café:

— Lembro que você comentou, na última consulta, que ele estava desleixado, havia aumentado de peso, bebendo demais, roncando à noite e que isso tirava o seu tesão por ele, mas agora você está me contando que ele mudou. Começou a fazer atividade física, fez acompanhamento com nutricionista e até emagreceu, como você tanto queria, não é mesmo?

Ela resmunga:

— Sim, mas agora ele não sai da academia, está todo cheio de autoestima.

Balanço a cabeça:

— Mas isso é bom, não é?

Ela fala em tom de reclamação, outra vez:

— É, eu não sei, mas não sinto vontade de ficar com ele.

Fico em silêncio um instante, respiro e não insisto:

— Bom, você tem que se respeitar. Se não quer, não quer, mas quem sabe precisamos entender melhor essa falta de desejo. Olhar outros aspectos, pois o desejo é multifatorial. Existem, claro, questões hormonais que podem estar envolvidas, mas também o cansaço, o estresse, a admiração um pelo outro. Como está o relacionamento, a intimidade de vocês dois e a própria cumplicidade do casal?

Ela balbucia:

— É...

Eu continuo:

— Costumo dizer: o dia tem que ser bom para a noite ser ótima!

Essa é a história mais recente da minha paciente Glória, uma mulher muito bonita, no auge dos seus 50 anos.

Glória vem de família rica de fazendeiros do interior de São Paulo. Cresceu tendo tudo o que a maioria de nós gostaria de ter: pais amáveis e cuidadosos... "*Talvez até demais. Vai saber?*"... as melhores escolas, mansão no melhor bairro da cidade, carro, motorista, viagens de luxo para o exterior e até faculdade na Europa, quando decidiu se formar.

Com tudo isso, ainda namorou seu primeiro marido desde a adolescência, outro jovem de família abastada, que esperou pacientemente pelo seu retorno da Noruega.

Todos os membros das duas famílias aguardaram seu casamento ansiosamente:

— Finalmente você vai se casar com o amor da sua vida, filha.

— Será, mãe?

— Como assim, será, Glória?

— Não sei se ele é o grande amor da minha vida.

— Mas você não gosta dele?

— É. Gosto...

Ela se casou e nunca precisou exercer sua formação, já que tinha muito dinheiro e era mimada por todos os lados.

Até acredito que a Glória gostava do seu primeiro marido, fazendeiro como a sua família, só que, no auge dos seus

25 anos, a maturidade não foi o bastante para suportar o que veio depois.

Suspiro e falo em voz alta:

— A perda de um filho!

*"E quem é que tem maturidade para isso?"*

Acredito que uma tragédia como a que se abateu sobre a Glória derruba qualquer pessoa, de qualquer idade, mas, no caso dela, ainda jovem, nem mesmo o casamento resistiu.

Ela teve um parto muito longo, complicado e, por isso, o bebê morreu logo depois que nasceu.

*"Pobre Glória!"*

Eu não sei dizer o quanto ela foi marcada por essa tragédia, mas imagino que muito, porque algo dessa magnitude nos marca por toda a vida.

Ainda assim, após o divórcio, Glória acabou conhecendo um famoso político, também de elevado poder aquisitivo, de Brasília.

Certa vez, ela me contou:

— Estou apaixonada, Gra.

— Que coisa boa, Glória, você merece. Viu como Deus é bom? Te mandou uma bênção após sua perda, para compensar sua dor.

Ela respondeu toda cheia:

— É! É isso mesmo, agora eu vou ser feliz

Em pouco tempo, ela se instalou num belíssimo apartamento em Brasília, mas, diferentemente do romantismo inicial, cheio de rosas, jantares espetaculares, presentes e viagens surpresa, com intensidade e autenticidade, ela se tornou uma prisioneira de luxo.

Isso mesmo!

Glória acabou caindo de cabeça num relacionamento extremamente abusivo, em que não tinha mais acesso ao próprio dinheiro, nem liberdade para nada! Embora ela morasse num lugar de alto padrão, não podia sair de casa, sofria abusos psicológicos diários e ficou isolada de tudo e de todos.

Por sorte, após um tempo, ela conseguiu ficar amiga de uma moça que trabalhava num bistrô ao lado do seu prédio, que percebeu uma mancha roxa no pescoço um dia, outra no ombro em outro, um na perna, e assim por diante:

— Você precisa de ajuda, Glória?

Ela abaixou a cabeça, envergonhada, mas a moça insistiu:

— Você vira e mexe está com manchas roxas pelo corpo; do que você tem medo? Precisa fugir, minha amiga!

Ela chorou:

— Mas eu não sei como fugir.

A amiga tinha coragem:

— Pois hoje você nem volta para casa; vai para a minha.

Glória arregalou os olhos:

— É sério?

— Sim. E, de lá, você pede ajuda para os seus pais.

*"Benditos pais!"*

Se, de um lado, até hoje eu não sei se esses pais mimaram a Glória demais, por outro, sei que são eles que estão ao lado dela sempre que ela precisa.

E assim foi: Glória conseguiu se livrar do segundo marido e voltou para o interior de São Paulo.

Eu achei que a tragédia de perder o filhinho seria dor o bastante para toda uma vida.

*"E maturidade, uma vez que o sofrimento nos torna mais fortes!"*

Mas, para a Glória, de alguma forma, parecia que em sua vida sempre faltava alguma coisa, mesmo com toda a sorte que tinha.

Veja, ela nasceu rica, nunca precisou se esforçar para nada. Nem para sua vida amorosa: os homens iam atrás dela. Parecia que ela tinha tudo de bandeja, quando a maioria precisava correr atrás.

Então, novamente em sua cidade natal, ela encontrou o terceiro marido: o contador de uma pequena empresa.

— Ele é contador, Gra!

— E o que tem, isso é um problema para você?

Ela ergueu os olhos para pensar, antes de responder:

— Não sei, só é a primeira vez que me relaciono com alguém que não tem dinheiro.

— Mas isso pode ser bom, Glória, o que importa é o amor que ele tem por você. E o caráter.

— É.

Glória sempre foi de poucas palavras e eu fiquei na torcida, para que ela finalmente se sentisse inteira.

Foi então, em uma consulta, que constatei que ela não parece ser capaz de se sentir inteira, pois foi nesse encontro que reclamou do sobrepeso do marido. E depois na última consulta, quando ele estava em forma, não suportava o fato de que ele estava bem.

Sua queixa de falta de desejo se mantinha, mesmo com as questões hormonais já estabilizadas. Às vezes, é difícil para as pacientes entenderem que não basta apenas testosterona; ela não faz tudo sozinha, não em nós, mulheres. Nosso desejo precisa de proatividade, precisa do nosso protagonismo.

Em um casamento, o desejo está, na grande maioria das vezes, alinhado com a conexão do casal também fora da cama! A sexualidade de um casal com anos de relacionamento precisa de harmonia e admiração para fluir de forma mais natural.

Glória jura amar o marido e afirma que ele é um marido maravilhoso!

*"Então, o que falta para a Glória?"*

Até hoje eu não sei, mas reflito sobre como, para algumas pessoas, a vida parece ser bela e plena, por menos que possuam em termos de propriedades e estabilidade financeira. E para outros, que têm tanto, tudo parece estar ruim.

A vida é um eterno equilíbrio entre amor, dinheiro, saúde e família, nossas necessidades primordiais para uma vida plena, feliz e estável, mas, para alguns, parece que a falta vem de dentro de si mesmo. Talvez eu sinta na Glória a falta de desejo por ela mesma! Desejar viver e sobreviver à perda do filho.

No caso da Glória, fico na torcida de que a terapia que ela se prontificou a fazer seja capaz de ajudar a preencher os vazios que faltam. Tantos de nós buscamos no outro os anseios de uma alma ferida ou vazia, quando a resposta vem de dentro.

Histórias assim me fazem dar mais valor à vida e às pessoas que amo, desejando que todas as minhas pacientes também possam se sentir assim um dia.

A vida é para ser plena, independentemente do contexto em que fomos colocados ao nascer.

Viver bem da melhor maneira possível, de dentro para fora!

Com amor e gratidão!

A libido feminina é algo
complexo. Não se trata
só de hormônio,
nem só de amor,
nem só de fantasia.
Ela depende de
muitos fatores: físicos,
emocionais, hormonais
e até de como a mulher
enxerga a si mesma.

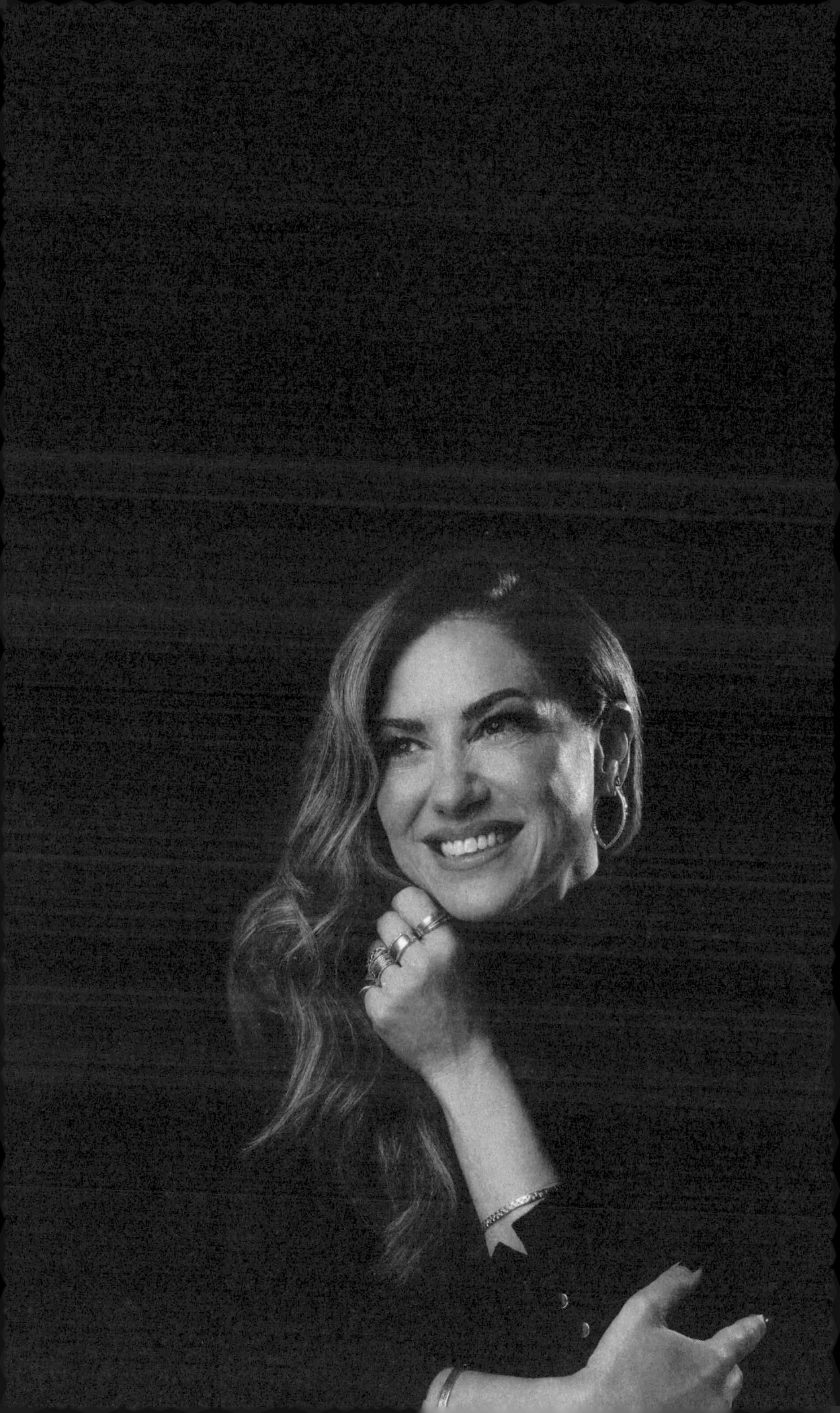

# 5

# A escolha!

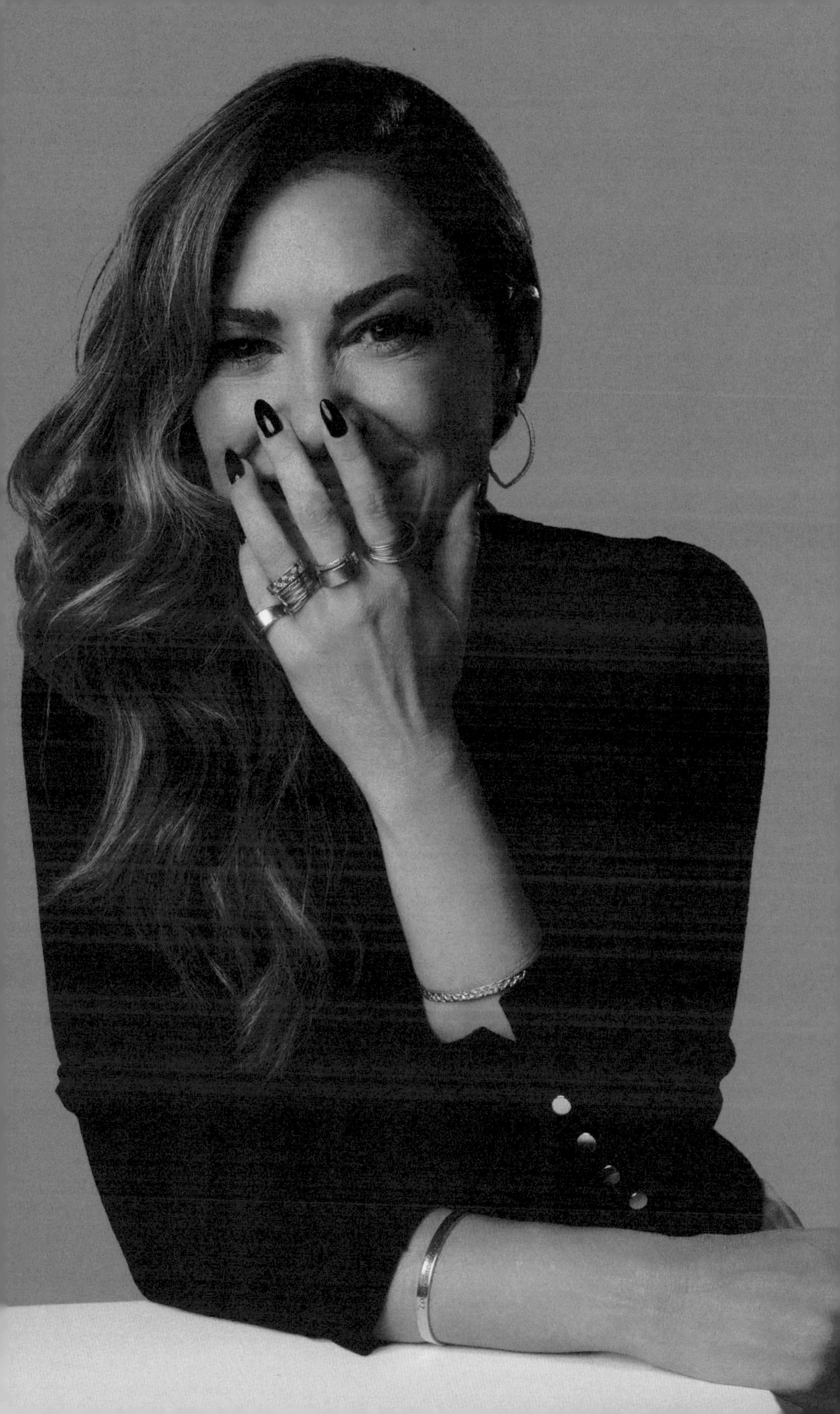

"Você é livre para fazer suas escolhas, mas é prisioneiro das consequências."
(Pablo Neruda)

**Paola, 39 anos**

— Ou eu sou mãe ou eu mantenho meu casamento!

*"Meu Deus!"*

— Eu não sei o que dizer, Paola!

Ela fala e suspira, ao mesmo tempo:

— Eu vou ter que fazer uma escolha!

Respiro fundo e falo o que sempre digo para minhas pacientes em situações assim:

— Eu sempre vou ajudar você a ter, Paola. A não ter, respeito sua decisão, mas não posso ajudar.

Ela abaixa a cabeça:

— Eu entendo.

Ficamos em silêncio algum tempo naquele dia.

Eu sempre vou acolher minhas pacientes, respeitando suas decisões, mas isso não me obriga a participar de suas escolhas.

Como sou uma pessoa naturalmente indecisa, essa história me marcou para sempre. Vira e mexe, eu penso na Paola, sobre esse momento tão decisivo em sua vida. É como estar numa encruzilhada e não saber onde os caminhos darão. Afinal, em qual deles ela poderia ser mais feliz?

*"Será que está feliz?"*

Paola era uma mulher bonita, loira de olhos azuis, de ascendência europeia. Num dado momento da sua vida, envolveu-se com um homem bem mais velho do que ela:

— Ele é quase 30 anos mais velho do que eu, Gra!

— E daí? Você está feliz? Como você se sente em relação a isso?

Ela sorri de orelha a orelha:

— Eu o amo, estou completamente apaixonada.

— Uau.

Paola está parecendo uma menina adolescente:

— Ele faz tudo para mim, nenhum homem me tratou tão bem como ele antes.

— É isso que importa, ser bem tratada e gostar da pessoa. A idade é um detalhe quando a gente gosta e está feliz.

— É, mas tem um problema, Gra.

Tomo um gole de café:

— Qual?

Ela suspira, desanimada:

— Os filhos dele.

— Por quê?

Ela dá de ombros:

— Ah, eles têm a minha idade para mais e ficam dizendo para ele que um dia eu vou por chifres na cabeça dele.

— Sério?

— É.

Fico um pouco pensativa e depois pergunto:

— Você acha que vai trair ele?

Ela responde sorrindo:

— De jeito nenhum! Sou uma mulher completamente apaixonada!

— Então ignora!

— Eu tento, mas é ruim ter os filhos dele contra mim.

— Imagino, mas você não vai deixar de viver a sua história de amor por causa deles, vai?

— Claro que não!

O tempo passou, ela se casou com o homem pelo qual estava tão apaixonada e eu fui acompanhando a sua história, de tempos em tempos, nas consultas.

Passados alguns anos, chegou o momento de questioná-la sobre a maternidade. Às vezes, como profissional, tenho que alertar as pacientes sobre o tempo, que é diferente para a mulher e para o homem.

Quando a Paola chegou aos 35 anos, eu perguntei:

— E filhos, Paola? Você quer ter filhos com o seu marido?

Seus traços mudam imediatamente, de alegre para triste.

— Eu não sei, Gra.

— Como não sabe?

Ela gagueja:

— Eu até quero, mas... mas...

Fico em silêncio. Percebo sua dificuldade em falar, então aguardo. Ela continua:

— Quando a gente namorava, ele dizia que não queria mais ter filhos. Eu ficava quieta, na época, acho que não pensava muito no assunto.

Ela me encara:

— Eu queria ficar com ele, sabe?

— Sei, e daí você não quis impor a sua vontade sobre a dele?

— É... e agora eu não sei o que fazer, acho que não posso exigir isso se antes eu concordei.

Cruzo as mãos sobre a mesa:

— Você sente vontade de ser mãe, Paola? Qual é o tamanho dessa vontade?

Ela respira fundo:

— É grande, mas acho que não mais que a vontade de manter o meu casamento.

Viro a cabeça para o lado:

— É, você que tem de saber. Já pensou em falar com ele sobre isso?

Paola fala alto agora:

— Não. De jeito nenhum!

— Ok. Você quer guardar seus óvulos?

Ela fica me olhando:

— Nunca tinha pensado nisso.

— É uma opção, caso você termine com ele ou mude de ideia no futuro.

Ela sorri:

— Vou pensar!

Até imagino que ela tenha mesmo pensado sobre o assunto, só que, pouco tempo depois disso, o casamento da Paola foi ficando ruim e foi quando tudo aconteceu:

— Eu saí de casa, Gra!

— Faz quanto tempo?

— Três meses!

Ela abaixa a cabeça.

*"Parece que vai chorar!"*

— O que foi, Paola?

Ela fala, aos prantos:

— Você não sabe o que aconteceu.

Fico muito preocupada, pois jamais tinha visto a Paola naquele estado. Dou um lenço de papel para ela.

— Como eu posso ajudar você, Paola? Me fala!

Ela funga o nariz e limpa o rosto:

— Nesse tempo que fiquei longe dele, comecei a fazer canoagem todo dia de manhã com um grupo de pessoas da minha idade.

— Sei.

— O mar me fez muito bem, o esporte e o nascer do sol. Antes eu só vivia aqui e, depois disso, passei a aproveitar o que esse lugar oferece de melhor.

Ela fala, o tempo todo, olhando para baixo:

— Um homem começou a se aproximar de mim, me paquerar e eu dei espaço para isso, sabe? Estava gostando desse tempo sozinha.

— Não tem nada de errado nisso, Paola, pois você estava solteira.

Ela me olha:

— Não tinha, eu sei, mas eu ficava lembrando dos filhos dele, dizendo que um dia eu ia trair ele.

— Mas você não estava com ele.

— É, mas as palavras dos filhos dele durante o tempo do nosso casamento me marcaram, me deixaram com medo e raiva, sabe?

— Imagino. Mas não tem problema você ficar com outra pessoa num momento em que está separada.

Ela me encara:

— Mas agora tem sim.

— Por quê?

Ela olha para fora do consultório, pela janela:

— Eu fiquei com ele.

Eu sorrio:

— E você gostou?

Paola me encara:

— A questão não é essa, Gra!

*"Não estou entendendo onde ela quer chegar!"*

Fico quieta. Ela prossegue:

— Eu estou grávida!

Não consigo segurar o sorriso:

— Parabéns, Paola! Você vai ser mãe!

Ela balança a cabeça para os lados:

— Não, Gra, eu não vou!

*"Como assim?"*

Estou boquiaberta olhando para ela, mas me recomponho e fico quieta, apenas ouvindo e acolhendo. Então ela explica:

— O cara foi um babaca comigo, disse que não quer essa criança e que eu nunca mais o procure.

— Nossa, sinto muito!

— Pois é, e meu ex-marido agora está implorando para eu voltar para ele.

— E o que você vai fazer?

Ela move a cabeça para cima e para baixo e responde:

— Ou eu sou mãe, ou eu mantenho meu casamento, Gra!

Depois dessa conversa, na qual deixei claro que ela teria meu apoio e acolhimento, apesar de não a ajudar com o aborto, Paola realmente seguiu em frente: fez um aborto e voltou com o marido.

Sua decisão me impressionou, pela força que precisou para decidir entre dois caminhos tão diferentes.

*"Uma mulher que amava e queria ser mãe, mas não podia ser as duas coisas com a mesma pessoa!"*

O aborto é crime no Brasil. Como mencionei antes, nunca ajudarei a não ter, mas não me coloco na posição de quem julga, apenas de quem escuta e acolhe.

Sei que ela abortou de forma ilegal, nunca contou para o marido e guardou o segredo a sete chaves, o que imagino ser muito difícil para ela.

*"Como é para toda e qualquer mulher que passa por situação assim."*

Tudo isso me leva a profundas reflexões.

A minha paciente decidiu que gostava do ex-marido e sabia que tinha uma vida estável com ele. Por outro lado, ela queria um filho, de preferência com ele, ou com outra pessoa que desse apoio a ela. Não tinha o desejo de uma maternidade solo.

Muitas mulheres se veem abandonadas na gravidez e têm uma vida muito difícil, sem serem valorizadas. Precisam arcar sozinhas com os custos financeiros e emocionais de criar uma criança: roupas, fraldas, remédios, alimentação, escola, médico, babá, plano de saúde. Além do peso de ter que tomar todas as decisões sozinha, inclusive aquelas mais difíceis, que podem afetar toda a vida de um filho ou uma filha.

A maternidade, enquanto sonho, normalmente está associada a uma vida romantizada com apoio e amor. Lidar com o oposto disso, sozinha e abandonada, não é para qualquer uma. E não foi a escolha da Paola. A estabilidade ao lado do marido falou mais alto.

Paola seguiu feliz com a sua escolha.

Isso aconteceu há cinco anos e eu penso no peso da sua decisão até hoje: o sonho da maternidade ou o casamento ao lado do marido que ela amava?

*"O peso da decisão."*

Sempre me pergunto se ela fez a escolha certa. Será que ela está bem e pensa sobre isso?

*"Caminhos completamente diferentes!"*

Tudo o que desejo é que ela esteja bem. Paz é quando podemos arcar com o peso de nossas decisões e escolhas durante a vida!

Segundo estatísticas, pelo menos 10% das mulheres no Brasil admitem ter feito aborto. Os números também mostram que mais da metade das mulheres tinham menos de 19 anos (Instituto AzMina, 2024).

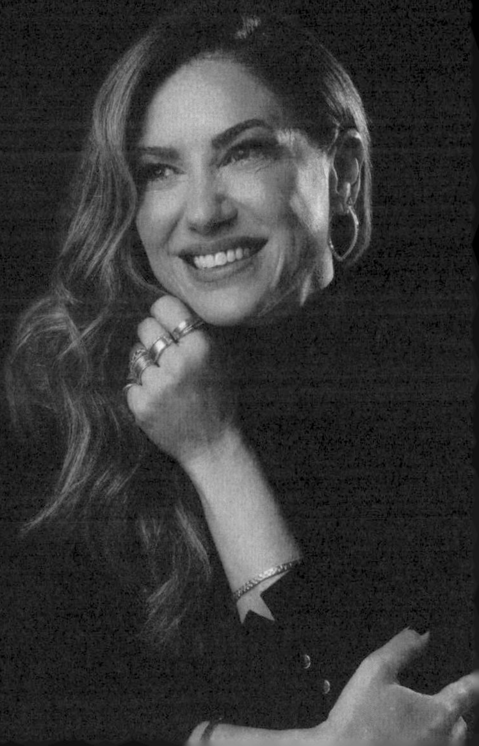

# 6

# Anas e o sigilo médico

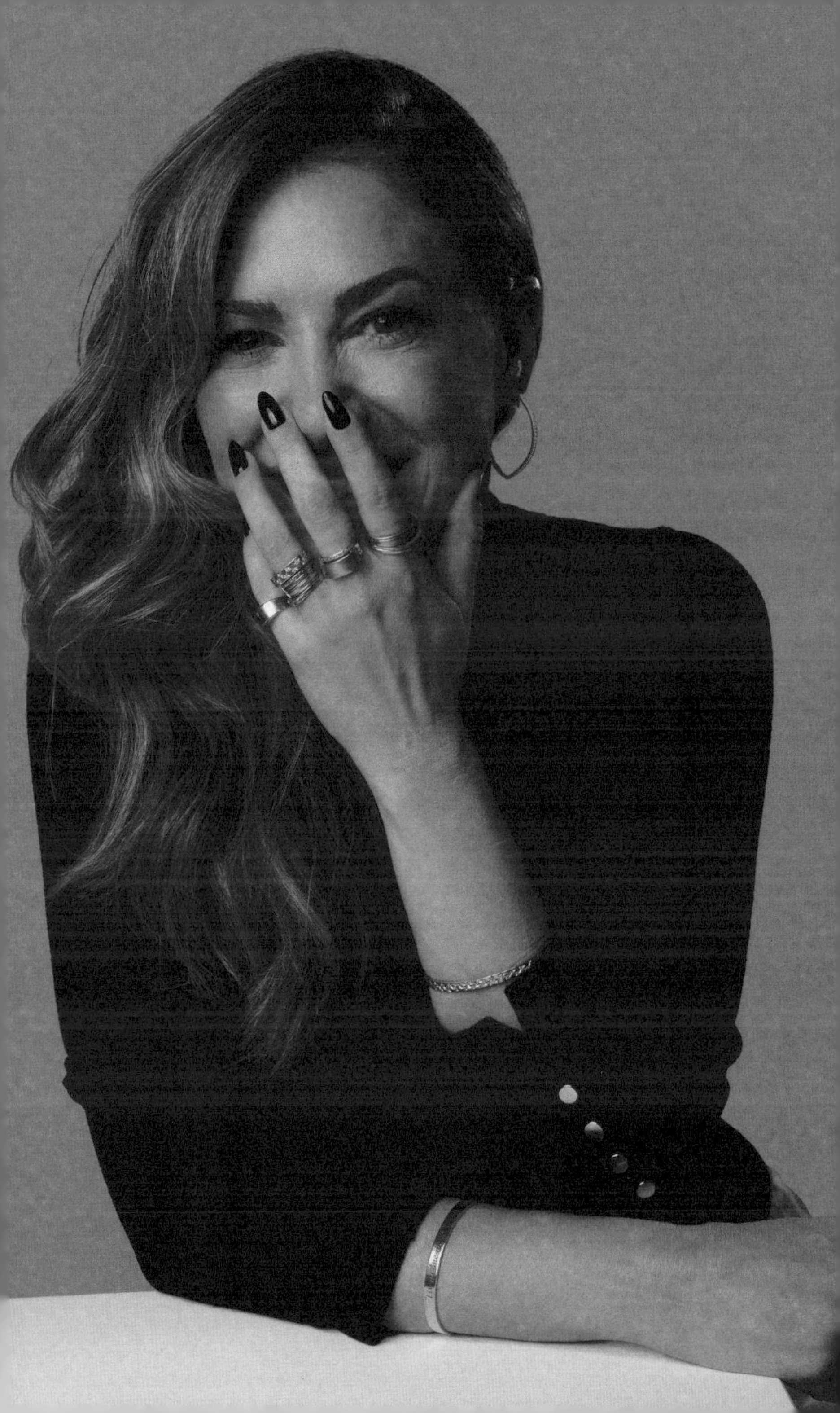

“Onde a gente se fere,
a gente não se cura.”
(Desconhecido)

**Vanessa e Cláudia, 30 e 32 anos**

— Doutora, mas esse senhor aí não estava com a outra paciente anteontem?

Percebo no olhar da minha secretária que ela entendeu a dinâmica inusitada na qual fomos envolvidas.

Olho séria para ela:

— Débora, nós não vimos nada e não sabemos de nada.

Ela solta o ar que estava segurando:

— Ahhh.

Eu concluo:

— Entendeu?

Ela assente e sai.

“*Não é para menos*!”

Na minha profissão, discrição e confidencialidade são parte do meu dia a dia. Lido não apenas com o corpo e a saúde das mulheres, mas também com suas vulnerabilidades, emoções, o sonho da maternidade, amores e as intimidades mais profundas.

Respiro sentindo o ar entrando em meus pulmões.

E solto devagar.

“*E pensar que a Ana Clara e a Ana Luiza são meias irmãs, meu Deus*!”

Tudo começou com a Vanessa, que queria muito ter um filho:

— É meu sonho, Gra! Eu quero ser mãe!

— Claro, e você vai ser. Você é jovem ainda, Van!

Só que não foi bem assim: Vanessa tinha dificuldade para engravidar, e sofreu muito a cada beta hCG negativo. Ficava muito triste e deprimida toda vez que não dava certo.

Tentamos indução de ovulação no consultório, mas depois de duas ou três falhas de indução, eu a encaminhei para um serviço de fertilização. Eu não sabia se iriam dar conta do procedimento, porque se trata de um processo caro e seu marido era um trabalhador assalariado, assim como ela.

— Eu vou ter meu filho, Gra, você vai ver!

— Que Deus abençoe, Van!

Depois de anos tentando com o marido, ela finalmente conseguiu e parecia estar vivendo o melhor momento de sua vida, quando estava fazendo o pré-natal comigo.

Estou realizando o ultrassom de seu bebê:

— Como você se sente, Vanessa?

— A mãe mais feliz do mundo, Gra!

Ela olha para o marido, sorrindo.

Ele sorri de volta e abaixa a cabeça, parece tímido e pouco fala ou se expressa, apenas acompanha a esposa e demonstra apoio.

Dois dias depois, estou fazendo o ultrassom da Cláudia, outra paciente minha, também antiga:

— Como você está se sentindo, Clau?

— A mãe mais feliz do mundo, Gra!

"*Meu Deus, ela tinha que responder exatamente a mesma coisa?*"

Dou um sorriso amarelo e disfarço.

Percebo o marido da Vanessa ao seu lado, constrangido, mas segurando sua mão.

"*Pudera, esteve aqui antes de ontem com a esposa e agora com a amante!*"

— Vocês querem saber o sexo do bebê?

— Sim! – ela responde com veemência.

Olho para o pai, que apenas sorri para ela e mal olha para mim.

Eu sorrio e conto a boa nova:

— É uma menina!

— É a Ana Clara! – ela afirma.

— Ana Clara... lindo nome.

E penso com meus botões.

"*Meia irmã da Ana Luiza!*"

Guardo para mim os segredos que parecem uma telenovela. Nem nos meus sonhos mais criativos, eu imaginei passar por isso um dia.

"*Que desafio!*"

Em particular, sei que a Cláudia sabe da esposa, a Vanessa — afinal, estamos numa cidade pequena, onde quase todo mundo sabe da vida de todo mundo —, mas não fico tocando no assunto. Meu foco é que a gestação de ambas ocorra de forma saudável e tranquila.

Apesar da situação bastante inusitada, segui acompanhando minhas duas pacientes e o pai estava sempre lá, num dia com uma, no outro, com a outra:

— Bom dia, Van!

— Bom dia, Gra!

— Bom dia, Mateus.

Ele abaixa a cabeça:

— Bom dia, doutora!

E um ou dois dias depois, quase a mesma coisa:

— Bom dia, Cláudia!

— Bom dia, Gra!

— Bom dia, Mateus.

Ele desvia o olhar e sussurra:

— Bom dia, doutora!

"*Como pode um trabalhador comum pagar o pré-natal de duas mulheres?*"

Isso era algo que eu pensava, porque a segunda mãe não tinha plano de saúde e parecia que o pai fazia questão que ambas tivessem tudo igual. E foi desse jeito até o final: eu, a mesma médica; os mesmos exames; a mesma equipe contratada para o parto; o mesmo hospital; e até o mesmo tipo de quarto no dia do nascimento.

"*Se ter um filho pode custar caro, que dirá dois?*"

Nas conversas com a Cláudia, a amante, entendi que o Mateus se aproximou dela não havia muito tempo e dizia que ia se separar da Vanessa. Mas quando as duas engravidaram, ele desistiu da separação. Talvez por peso na consciência ou responsabilidade, fez questão de cuidar das duas.

Até mesmo no grupo de gestantes elas participavam juntas, mas sem conversar. Foi desafiador viver essa dinâmica.

A esposa ganhou o primeiro bebê num quarto luxuoso do hospital:

— Parabéns, Vanessa, a Ana Luiza é linda!

Olho para o pai:

— Parabéns, Mateus!

Ele abaixa a cabeça.

Poucos dias depois, no mesmo hospital e mesmo tipo de quarto:

— Parabéns, Cláudia, a Ana Clara é linda!

Olho para o pai:

— Parabéns, Mateus!

Ele disfarça e olha para o lado.

Mateus sempre se mostrava tímido, cabisbaixo, envergonhado, quase não me olhava nos olhos. E eu nunca insisti; mantive a discrição o tempo todo.

Isso aconteceu há dez anos. Soube que todos se separaram e até hoje me lembro dessa história.

Acredito que ela me marcou muito porque anteriormente acompanhei outra história de família que também me levou a profundas reflexões.

O pai de uma grande amiga havia construído duas famílias. Isso em outra época, quando as mulheres eram muito dependentes financeiramente de seus maridos e não podiam reagir a esse tipo de situação. A mãe da minha amiga acabou descobrindo a outra família, e o pai ia todo domingo passar o dia com a família não oficial. Eu sabia que discussões aconteciam quando algum membro da segunda família se encontrava com alguém da primeira.

— Mas o errado era o pai, certo?

É difícil dizer. Não tenho o hábito de julgar, apenas de tentar compreender as relações humanas.

Só sei que, com o passar das décadas, virava e mexia minha amiga trazia alguma história relacionada a essas famílias, como quando um dos filhos da segunda família postou um documento nas redes sociais e dava para ler o nome do pai dela na foto.

"*Já pensou?*"

Com o tempo, minha amiga começou a se solidarizar mais com a outra família, pois percebeu que enquanto ela e seus irmãos tiveram tudo do bom e do melhor, os outros filhos viveram à míngua. Sempre foram os outros, os bastardos, com menos recursos, menos amor, menos presença, menos reconhecimento, menos tudo.

Não deve ser fácil fazer parte de uma família assim e toda dinâmica em volta dela. Se viver já é difícil e cheio de desafios, o que será quando a base familiar já vem toda emaranhada?

Eu, pessoalmente, vivo a minha vida sempre aprendendo com o que acabo recebendo das minhas pacientes: suas histórias, suas alegrias, tristezas, sonhos, medos e tudo o mais. Acompanho tudo com acolhimento e humildade. Elas abrem seus segredos mais profundos para mim, o que recebo com todo respeito, ao sigilo da minha pessoa e profissão.

Vez ou outra percebo que elas vivem nas minhas lembranças, como no caso da Vanessa, da Cláudia, do Mateus e, principalmente, das duas Anas.

*"Será que elas sabem que são irmãs? Se conhecem? Estudam na mesma escola? São amigas? Brincam de boneca juntas?"*.

Eu não faço ideia, mas peço a Deus que ilumine cada um, no melhor caminho possível.

Suspiro:

— Anas…

A fertilização *in vitro* (FIV), que consiste basicamente em fecundar o óvulo fora do corpo, em laboratório, e depois transferir o embrião para o útero, é um processo seguro, mas que exige exames, medicamentos, acompanhamento médico e uma estrutura especializada.

No Brasil, o custo de uma fertilização *in vitro* em clínicas particulares varia bastante, podendo ir de R$15.000 a R$30.000 por ciclo, sem incluir medicamentos, que podem custar até R$10.000 a mais.

Segundo o relatório da Anvisa (2022), em 2021 foram realizados 45.952 ciclos de FIV no país, um aumento significativo em relação a 2020, quando foram registrados 34.623 ciclos.

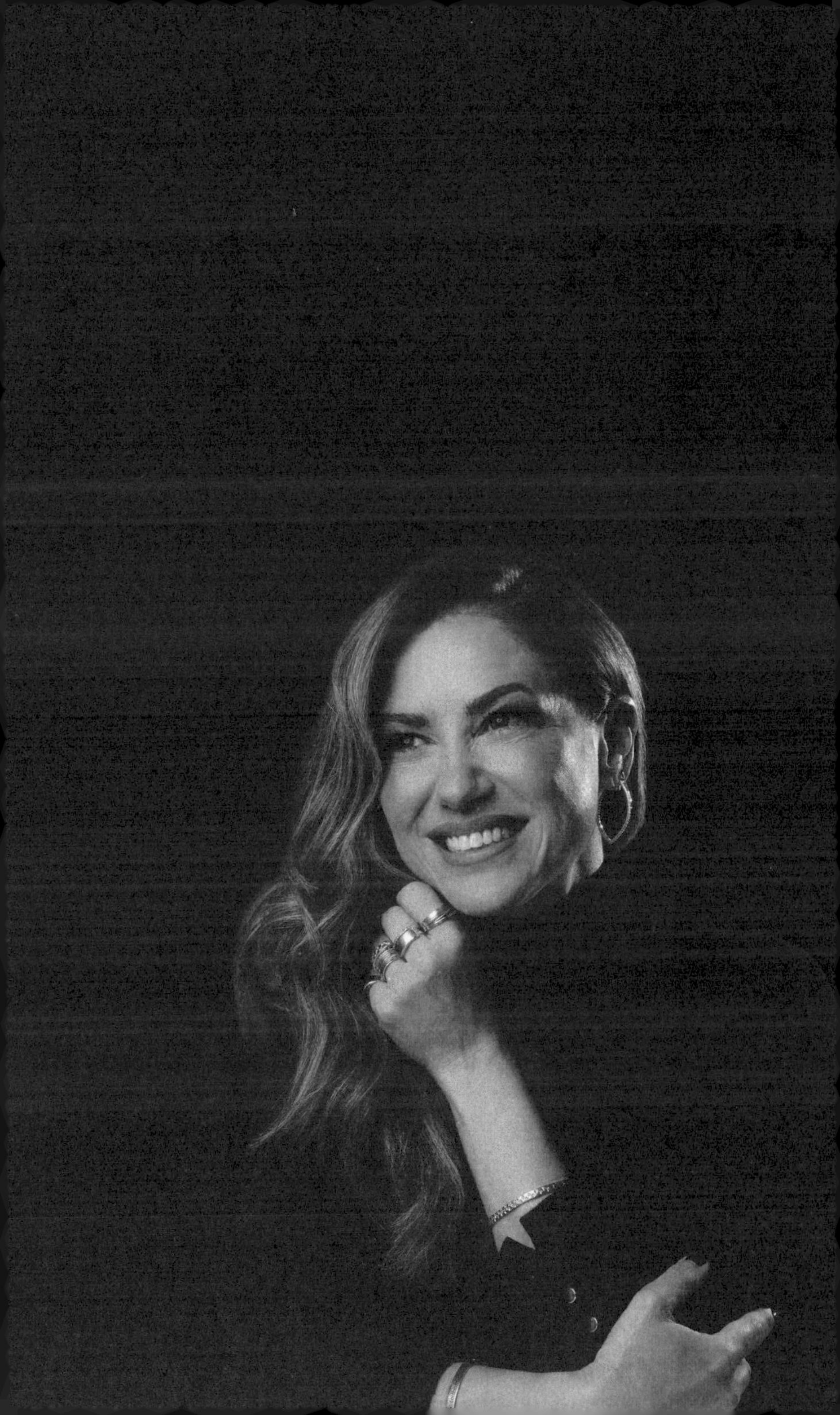

# 7

# A coragem e a força de uma menina

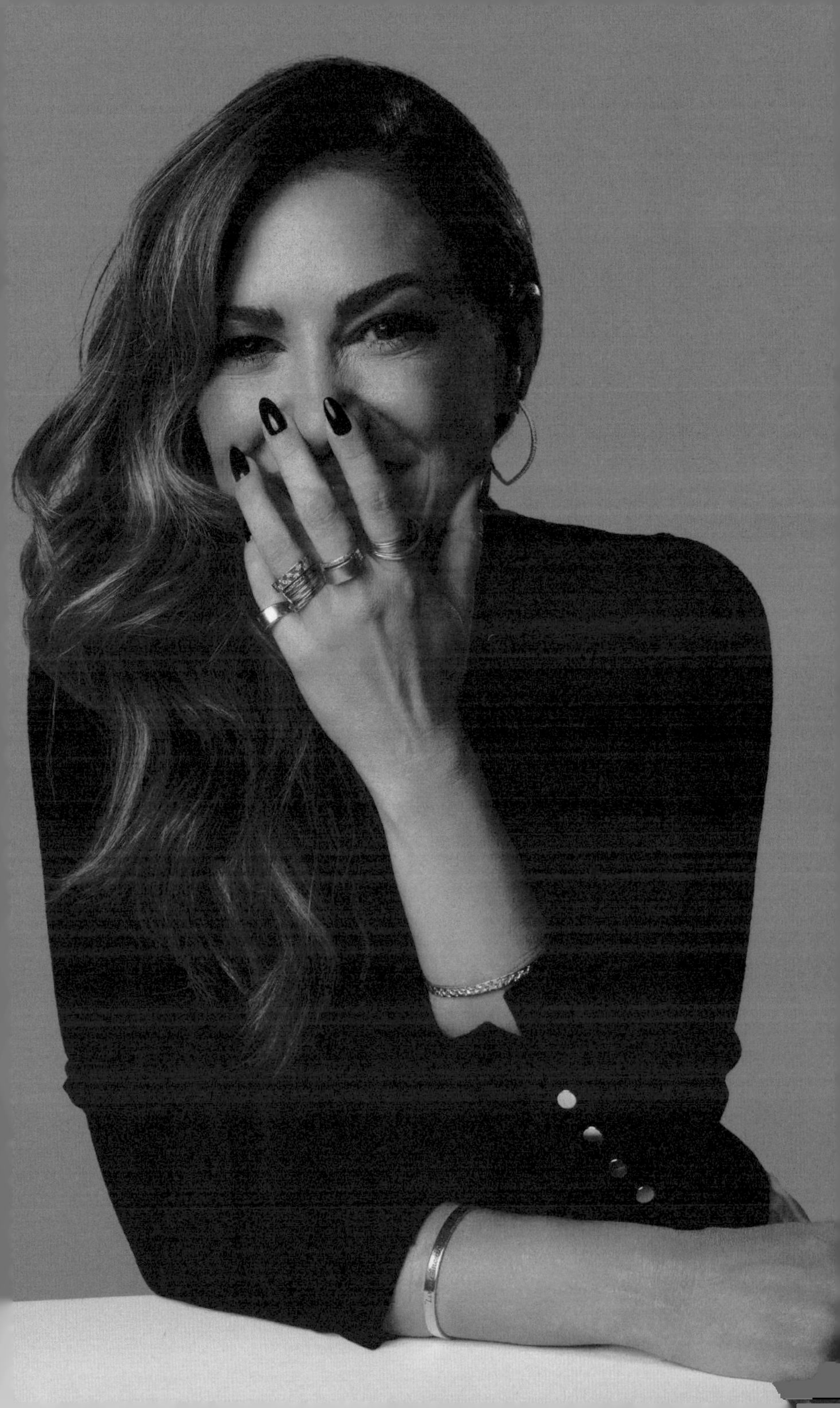

"As mulheres sabem dizer tudo com os olhos, até o que não existe."
(Érico Veríssimo)

**Layla, 23 anos**

— Você pode ficar na minha casa, Layla!

Ela fica imóvel e não responde.

Eu insisto:

— Você fica no quarto vago que tem em casa, até você resolver a sua situação.

— Mas...

— Layla, onde está aquela menina forte que foi para a Palestina estudar árabe, sozinha, aos 16 anos de idade?

Ela abaixa a cabeça e fica olhando para o chão.

— Faz assim, eu vou te dar o meu número de telefone pessoal, pega.

Entrego a ela um papel e reforço:

— Assim que seu namorado sair da sua casa, você volta para lá.

Ela chora:

— Eu não sei, doutora.

*"Sempre educada."*

— Layla, você não precisa passar por isso, conte comigo!

Ela se levanta para ir embora:

— Obrigada!

E nunca mais retorna ao meu consultório.

*"Como será que ela está, meu Deus?"*

Eu nunca invado a privacidade das minhas pacientes, nem entro em julgamento sobre suas histórias de vida, mas a trajetória da Layla foi algo que mexeu profundamente comigo.

Eu tive uma amiga que passou por um relacionamento abusivo, e fui obrigada a testemunhar as barbaridades que ela viveu.

Não queria que a Layla passasse por isso.

*"Nenhuma mulher deveria passar por nada disso!"*

Sinto enorme admiração pela Layla, que inicialmente vinha com sua mãe até o consultório. Lembro quando ela decidiu ir para a Palestina, sozinha:

— Eu vou estudar árabe!

— Mas não pode estudar árabe no Brasil?

Ela riu:

— Posso, mas eu quero estudar lá, que é de onde vem o meu nome!

A mãe apenas entorta o pescoço para o lado e sorri.

*"Que coragem!"*

Assim, Layla foi em frente realizar seu sonho, com toda força e obstinação que nunca tinha visto antes em uma menina de apenas 16 anos.

Só que um ano depois, com a pandemia da Covid-19, ela voltou:

— Foi um estresse, doutora!

— Por quê? Como foi?

Ela fica pensativa e logo explica:

— Era tudo diferente, e eu fiquei presa dentro de casa. Isso me fez perder o sentido de estar lá, entende?

— Imagino.

Porém, Layla não parou por ali e, assim que a pandemia acabou, voltou para a Palestina, para aprender a língua que tanto queria.

Soube depois que, nessa segunda vez, ela se relacionou com um rapaz no país, mas que a fez sofrer intensamente.

*"Sozinha estava melhor!"*

Como se não fosse o bastante, depois que Layla voltou para a Palestina, eclodiu a guerra com Israel, fazendo-a de vez:

— Chega! Eu não sei mais se vou estudar árabe! Cansei!

E retornou.

*"Tudo isso como adolescente!"*

Layla enfrentou um mundo muito diferente: a pandemia, uma guerra e um relacionamento amoroso que, em vez de apoio, trouxe o contrário.

Quando o jovem terminou o relacionamento, Layla emagreceu, ficou deprimida e parecia apenas uma sombra da menina corajosa que tinha decidido pelo intercâmbio na Palestina.

Felizmente, ao retornar para o Brasil foi se recuperando aos poucos, até se relacionar novamente.

Então, quando esteve no meu consultório, por causa de uma lesão de HPV, ela mesma me contou:

— Eu estou namorando, doutora!

— E você está feliz? Quem é ele?

— É o Alexandre, minha mãe adora ele.

*"A mãe?"*

— E você?

Ela não entende:

— O que tem eu?

— Adora ele também?

— É... acho que sim.

— Acha?

Ela assente:

— Gosto, mas às vezes penso que somos mais amigos do que namorados.

— Por que você diz isso?

— Ele faz de tudo para me agradar, cuida de mim, está sempre procurando uma forma de fazer alguma coisa para me ajudar.

— Por isso que sua mãe gosta dele.

Ela sorri:

— É, meu pai já foi alcoólatra e batia na minha mãe, então ela fica deslumbrada com o jeito amoroso do Alexandre.

— Que bom, mas eu espero que você goste mais dele do que a sua mãe.

Ela fica em silêncio. Eu mudo de assunto:

— O Alexandre precisa se tratar, não adianta eu cuidar de você e curar essa lesão se ele continuar com o vírus, entende?

— Tá.

Layla decidiu tomar a vacina e seguir com o tratamento.

Sobre o namorado, tive que reforçar:

— Eu vou te dar o nome de um remédio, mas o ideal é ele ir a um urologista.

— Tudo bem.

E o tempo passou, até que ela retornou ao consultório:

— Você está curada, não tem mais nada.

— Que bom.

Eu questiono:

— E o Alexandre, se cuidou?

— Ainda não.

Sem querer, dou um pulo na cadeira:

— Como não?

Ela pega o celular:

— Olha, ele tirou uma foto para eu mostrar para você.

Eu olho a foto e vejo que seu pênis está com muitas lesões condilomatosas por HPV.

Devolvo o aparelho:

— Layla, ele está com muitas verrugas e vai passar HPV para você outra vez. Toda vez que você tem relação com ele, está se expondo ao vírus.

Ela suspira:

— Não estamos tendo relação, falei para ele que só teremos após ele se tratar.

E assim ela foi embora, para voltar alguns dias depois. No retorno, veio acompanhada do namorado.

Me surpreendi quando vi o Alexandre, pois a Layla tinha estrutura delicada e sofisticada, como de uma jovem intelectual. Já ele era um halterofilista, cheio de tatuagens e com linguajar bem hostil.

*"Diferentes!"*

Ao conversar com ele, expliquei que era essencial que se tratasse, mas também descobri que, por causa das competições, ele acabava ficando com a imunidade baixa ao fazer dietas restritivas e pelo uso abusivo de hormônios anabolizantes. Também descobri que eventualmente usava drogas como maconha.

Fiquei preocupada com ela, mas ao menos o Alexandre se prontificou a tomar a vacina e seguir para um urologista:

— Pode deixar, eu vou me cuidar.

Depois, num novo retorno, sozinha, Layla me falou algumas coisas sobre o parceiro:

— Ele fuma maconha, sabe?

— Hum.

E continua:

— E não tem dinheiro pra tomar a vacina.

*"Onde ela quer chegar?"*

Fico em silêncio, até que ela mesma questiona:

— Entendeu, doutora? Ele tem dinheiro para a maconha, mas não para a vacina.

Suspiro:

— Complicado; o que você pretende fazer?

Ela abaixa a cabeça um instante:

— Eu não sei.

*"O que será que está acontecendo?"*

Decido perguntar:

— E a vida sexual de vocês dois, como está? Pois você me falou que só iriam transar quando ele estivesse curado e, pelo que está me contando, ele segue com lesões. Vocês estão tendo relação?

— Não.

— Não? Todo esse tempo?

Ela respira fundo e solta:

— Eu não tenho mais vontade de ficar com ele.

— Por que você está com ele então?

Aguardo uma reação, até que ela fala e gesticula, aparentemente tentando se conformar:

— Ah, ele é muito legal, estamos pensando em ir para os Estados Unidos, sabe?

— Estados Unidos?

Ela continua:

— Ele me pediu em noivado, começou a ficar em casa, aí a mãe dele deixou todas as coisas dele lá, e a minha família começou a me motivar a ficar com ele.

*"A família dele aparentemente está se livrando do rapaz!"*

Eu quase engasgo com as informações:

— Mas Layla, o que você quer? Você só está me dizendo o que o Alexandre e a sua família querem; cadê a Layla que decidia tudo por si mesma?

Ela parece entender o que quero dizer, mas apenas abaixa a cabeça e sussurra:

— Eu não sei!

Movo a cabeça para os lados, tomo mais um gole do meu café.

*"Eu nunca a vi assim antes, sem vida, sem posicionamento."*

— Você precisa de ajuda!

Ela não se move. Eu insisto:

— Cadê a Layla que foi para a Palestina sozinha? Não estou enxergando ela... Onde ela está?

Respiro fundo. Pergunto calmamente:

— Você não gosta mais dele, não é verdade?

— É.

Um flashback passa pela minha cabeça, sobre tudo o que minha amiga viveu no relacionamento abusivo.

Eu não queria que a Layla, tão jovem, passasse pelo mesmo que a minha amiga tinha passado. Pensei em quem poderia ajudá-la:

— E a sua mãe? Ela não percebe que você não gosta mais dele?

— Não. Ou não se importa. Ela acha legal porque ele cuida de mim, talvez porque sentiu o quanto eu sofri no outro relacionamento, na Palestina.

— Sei.

— Minha mãe nunca se impôs dentro de casa e sempre aceitou meu pai como ele é.

— Não vá pelo mesmo caminho, Layla, você pode fazer diferente!

Ela enxuga uma lágrima no rosto:

— Eu não sei como mandar o Alexandre embora.

— Se nem sua mãe nem você podem fazer isso, quem pode? Seu irmão? Seu pai?

Ela chacoalha a cabeça:

— Eu e meu irmão não estamos nos falando, é difícil. E meu pai não se importa.

— Quem pode ajudar você?

*"Ela não fala, mas é como se eu pudesse ouvir: ninguém!"*

Com tudo o que ela me contou, fiquei bastante preocupada com a situação.

Ela não era mais a mesma pessoa! Tento outra abordagem:

— Layla, por tudo que você disse, esse rapaz não tem planos para o futuro. Ele é muito diferente de você. Faz sentido ficar com ele?

Ela nega com o pescoço.

— Então... você precisa fazer alguma coisa para sair disso. E voltar a ser quem era antes. Não precisa ficar com alguém só porque a sua mãe gosta dessa pessoa. É você que tem que gostar.

Ela fica em silêncio, parece não ter força. Eu fico me segurando, esperando uma reação.

*"Nada!"*

E foi quando, pela primeira e única vez na vida, tentei intervir na vida de uma paciente. Ofereci minha casa, um abrigo para que ela ganhasse tempo e força para lidar com aquilo tudo.

*"Eu não reconhecia mais a Layla e nem eu mesma."*

Confesso que também não me reconheci, quando tentei fazer com que ela reagisse. Tudo que sei é que ela não voltou mais.

*"Já faz um ano!"*

Sempre penso nela e torço para que esteja bem e que, com o tempo, retorne a ser ela mesma.

Não há dor maior do que aquela quando nos perdemos de nós mesmas! Por vezes me arrependo de ter sido mais invasiva. Acabei fazendo uma transferência de uma história que vivi muito de perto e, talvez com isso, acabei distanciando a Layla do meu consultório.

Estima-se que mais de 80% das pessoas sexualmente ativas entrem em contato com o vírus HPV em algum momento da vida. Muitas vezes ele passa despercebido, porque pode não causar sintomas. Em alguns casos, aparecem verrugas genitais; em outros, o risco está em lesões invisíveis que, se não tratadas, podem evoluir para câncer, especialmente do colo do útero.
A prevenção do HPV inclui a vacina disponível no SUS, o uso regular de preservativos e o exame Papanicolau, que detecta precocemente alterações no colo do útero.

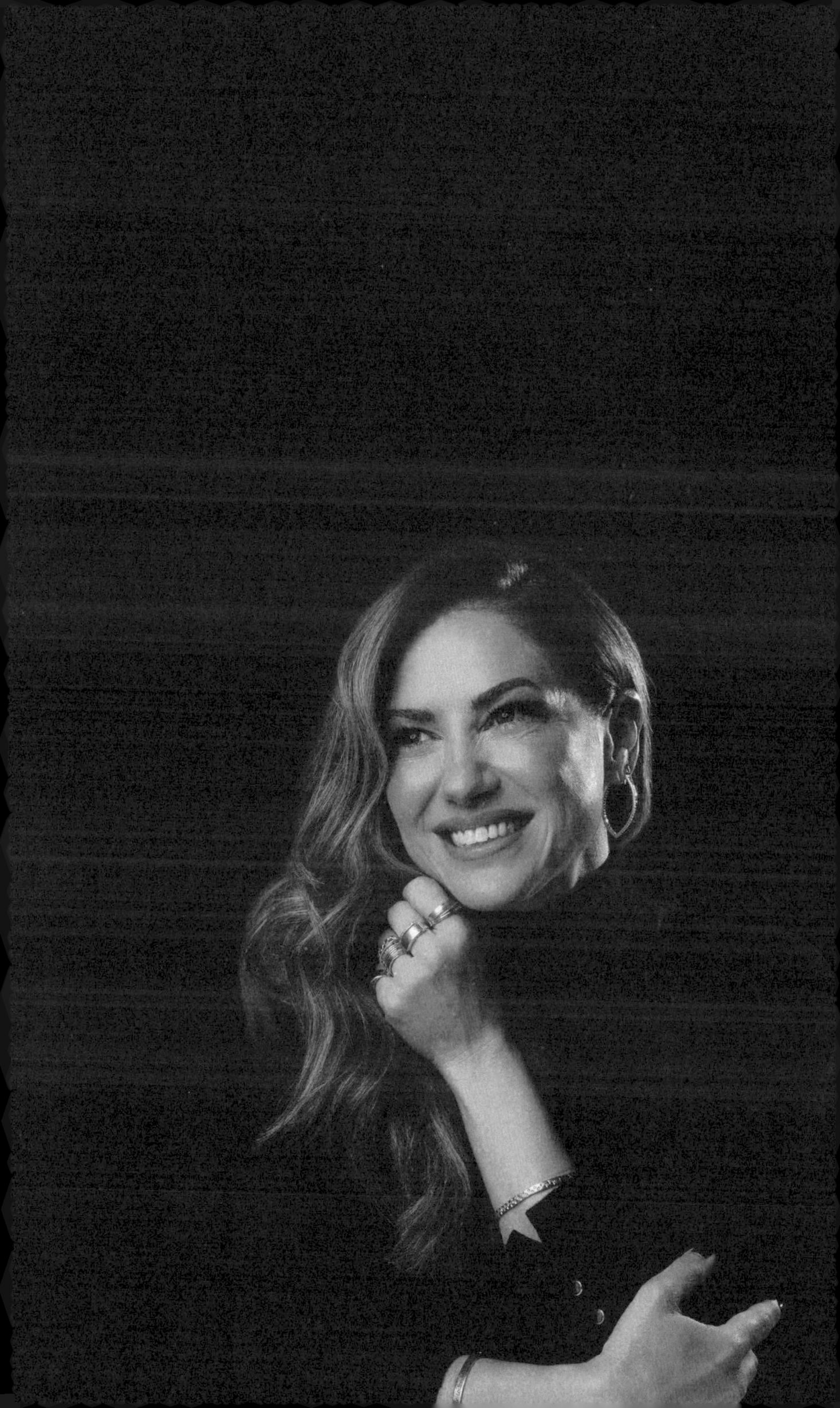

# 8

# Uma Barbie não desejada

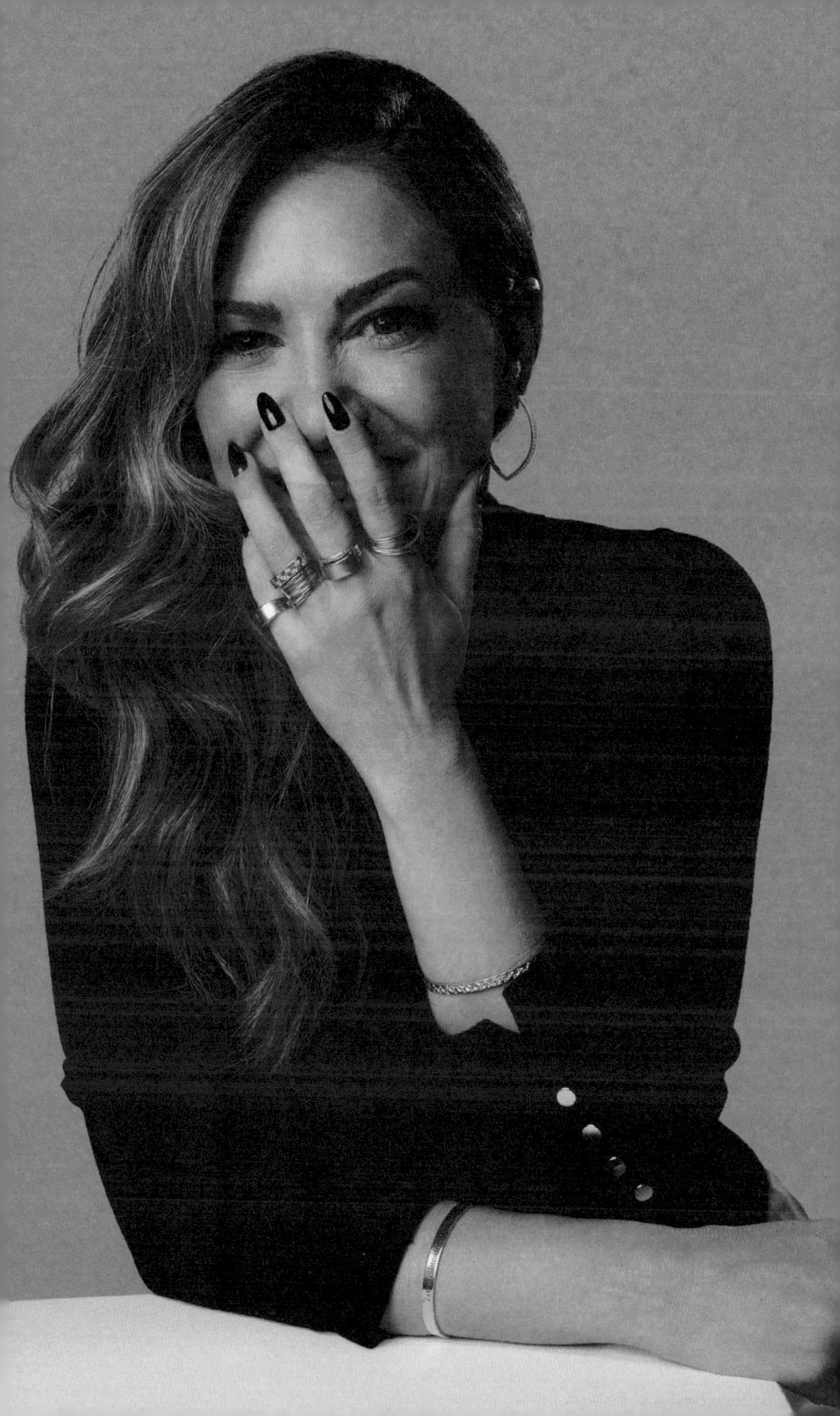

"Exigências de perfeição limitam a capacidade do indivíduo de funcionar dentro de si mesmo."
(Fritz Perls)

**Carla, 32 anos**

— Ele tem nojo de beijar, Gra!

Eu fico sem saber o que dizer, e ela continua:

— Ele não gosta de me beijar e, se eu não o procurar para transar, nada acontece.

Olho para aquela jovem linda à minha frente, cheia de *sex appeal*, e fico surpresa. Pergunto:

— E como você tem feito para extravasar toda essa energia sexual?

Ela respira fundo e fala, sem rodeios:

— Eu não tenho ninguém fixo, mas às vezes fico com alguém nas minhas viagens, alguém que conheço no saguão de algum hotel e levo para o meu quarto, sem nunca perguntar o nome ou trocar contato.

Suspiro e tomo um gole do meu café:

— Você está feliz, Carla?

— É, estou sim.

*"Uau!"*

— Então pronto, é isso que importa.

A história da Carla é muito interessante: jovem, decidida, forte, independente financeiramente, viaja toda semana por toda a América Latina a trabalho, e tem uma vida de alto padrão. Casada com um homem também bem-sucedido e que, segundo ela, é seu melhor amigo. Eles amam estar juntos, gostam das mesmas coisas, se divertem e têm total afinidade, exceto na intimidade.

Minha experiência com ela me levou a refletir sobre as escolhas de cada um, sobre a forma como as pessoas se relacionam e se realizam. Isso pode ser muito diferente de indivíduo para indivíduo, e por isso não deve existir julgamento. Nunca!

O que é bom para uma pessoa pode ser ruim para outra e vice-versa! Cada ser humano é único, tem uma história exclusiva e se relaciona e se contenta de maneira singular.

Ela chegou até mim a partir do meu Instagram e sua primeira consulta foi apenas para exames de rotina. Mas, no retorno, percebi que ela queria contar algo e tentei facilitar a conversa:

— Você tem mais alguma questão, além da sua rotina ginecológica, para a gente conversar hoje?

— Sim. Eu e meu marido não temos uma vida sexualmente muito ativa.

Não me surpreendo, pois me contou que eventualmente tem encontros fora do casamento.

— Então me conta um pouco mais sobre isso.

Ela reforça:

— Basicamente, ele não me procura nunca e quando estamos transando ele fica de olhos fechados o tempo todo, nunca me beija.

Fico em silêncio, para que ela possa se soltar mais. Então ela prossegue:

— Eu estou com meu marido há sete anos, mas eu acho que ele não tem desejo nenhum por mim.

— Mas você disse que se dão superbem. E que possuem muitas afinidades, que ele faz todas as tuas vontades…

— Sim, mas como amigos, na cama não é a mesma coisa.

Me mantenho calada outra vez. Ela sussurra:

— Ele não gosta de beijar na boca.

Carla me encara:

— Ele disse que tem nojo, que não gosta.

*"Que difícil... Para a mulher, quase todo o início da erotização é com o beijo na boca!"*

Ela continua me contando, até chegar na fatídica viagem, que mudou sua visão sobre o parceiro e até diminuiu sua cobrança sobre si mesma:

— Nós viajamos para a África, para uma caça legalizada, juntos com um amigo e um guia.

— Sei.

Ela faz uma cara de desconfiada:

— Eu comecei a perceber algumas coisas estranhas entre o meu marido e o nosso amigo.

— Que tipo de coisa?

Ela abaixa a cabeça por alguns segundos. Agora fala, soltando o ar:

— Parecia que a conexão deles era muito forte.

— Como, Carla?

— Uma hora, quando estávamos todos em um restaurante, eu fui ao banheiro. E, quando voltei, eles estavam com o braço um sobre o outro. Até o guia brincou que estavam parecendo gays.

— E ele?

— Ficou estarrecido, tirou o braço na hora.

— Hum.

— Tinha muito olhos nos olhos, foram trocar de roupa juntos no vestiário, demoraram... mas o pior mesmo veio depois.

Ela entrelaça as mãos e fica olhando para o chão. Respira fundo e cria coragem:

— Depois eu vi a cueca dele com um pouco de fezes e sangue.

Tomo mais um gole de café:

— E o que você fez? Você falou com ele sobre isso?

Carla assente:

— Sim, mas ele começou a me ofender e eu coloquei um fim na conversa.

— E você ficou satisfeita com o desfecho dessa conversa?

Ela espreme os lábios e mexe os ombros, incomodada com a história:

— Ele é homofóbico, Gra, questionei várias coisas, mas as reações foram péssimas.

— Sinto muito.

Ela sussurra:

— Até esse dia, eu nunca imaginei que ele pudesse gostar de homens, mas agora….

— E como você se sente com isso?

Ela me encara:

— Agora eu entendo por que ele me cobrava tanto para ficar bonita. Ele não me desejava porque tem outras preferências, o problema não era eu.

— É. Entendo.

— Depois eu disse que queria esclarecer as coisas, mas que, se fosse para chegar naquele nível, pararíamos ali, não conversaríamos mais sobre aquele tema.

Confesso que fiquei curiosa para entender melhor essa dinâmica do casal. E a conversa continuou:

— E vocês não conversaram mais depois disso?

Ela faz sinal de negação com a cabeça.

*"Carla sabe por limite, o que é muito bom! Mas será que pôs depois?"*

Penso por uns segundos e questiono:

— Você já pensou em conversar abertamente com ele sobre abrir o relacionamento de vocês? Porque pode estar acontecendo coisas com ambos que seriam ok um para o outro. Esses acordos podem funcionar, Carla.

— Eu não tenho coragem de abordar isso ainda.

— Talvez você possa analisar tudo o que vocês têm de bom juntos e comparar com as coisas negativas, para saber o que deve fazer.

Ela abaixa a cabeça, um pouco chateada:

— É...

Na mesma conversa, chego a questionar sobre a maternidade, mas ela não tem nem cabeça para pensar sobre esse assunto, diante do problema atual. No momento, sua relação não lhe oferece segurança para isso.

No fim, com toda insegurança que carrega pelo fato de não ser desejada, acabou fazendo uma cirurgia íntima, para melhorar uma aparência já quase perfeita.

*"Talvez ela busque uma perfeição para tentar agradar e atrair o marido. E sofre."*

Nessa busca pela perfeição, com todo sentimento de rejeição e de não se sentir desejada, vem a frustração de não dar certo. E o desfecho dessa relação é justamente não ter um desfecho.

Eu gosto da história da Carla, porque ela me ensina que toda pessoa tem sua razão para estar numa relação. Ninguém pode saber de fato o que conecta uma pessoa à outra. O significado de uma boa relação para um e outro.

Se a pessoa está feliz, nada mais importa. Mas ainda me pergunto: será que ela está feliz?

No Brasil, o mito do corpo feminino lidera as cirurgias íntimas. As cirurgias estéticas da região genital se tornaram maioria, tendo como um dos principais motivadores a disseminação de uma "vulva perfeita" na internet. No ano de 2023, o número de ninfoplastias no Brasil chegou a aproximadamente 30 mil procedimentos, tornando o país líder nesse tipo de cirurgia no mundo (ISAPS, 2024).

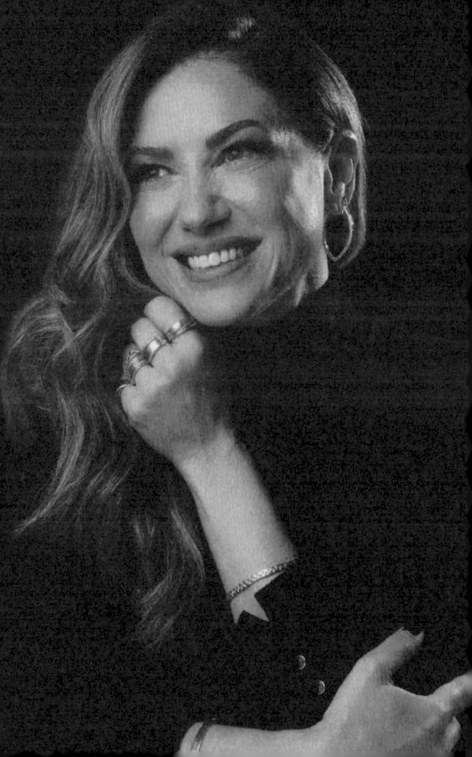

# 9

# Pode tirar a cueca!

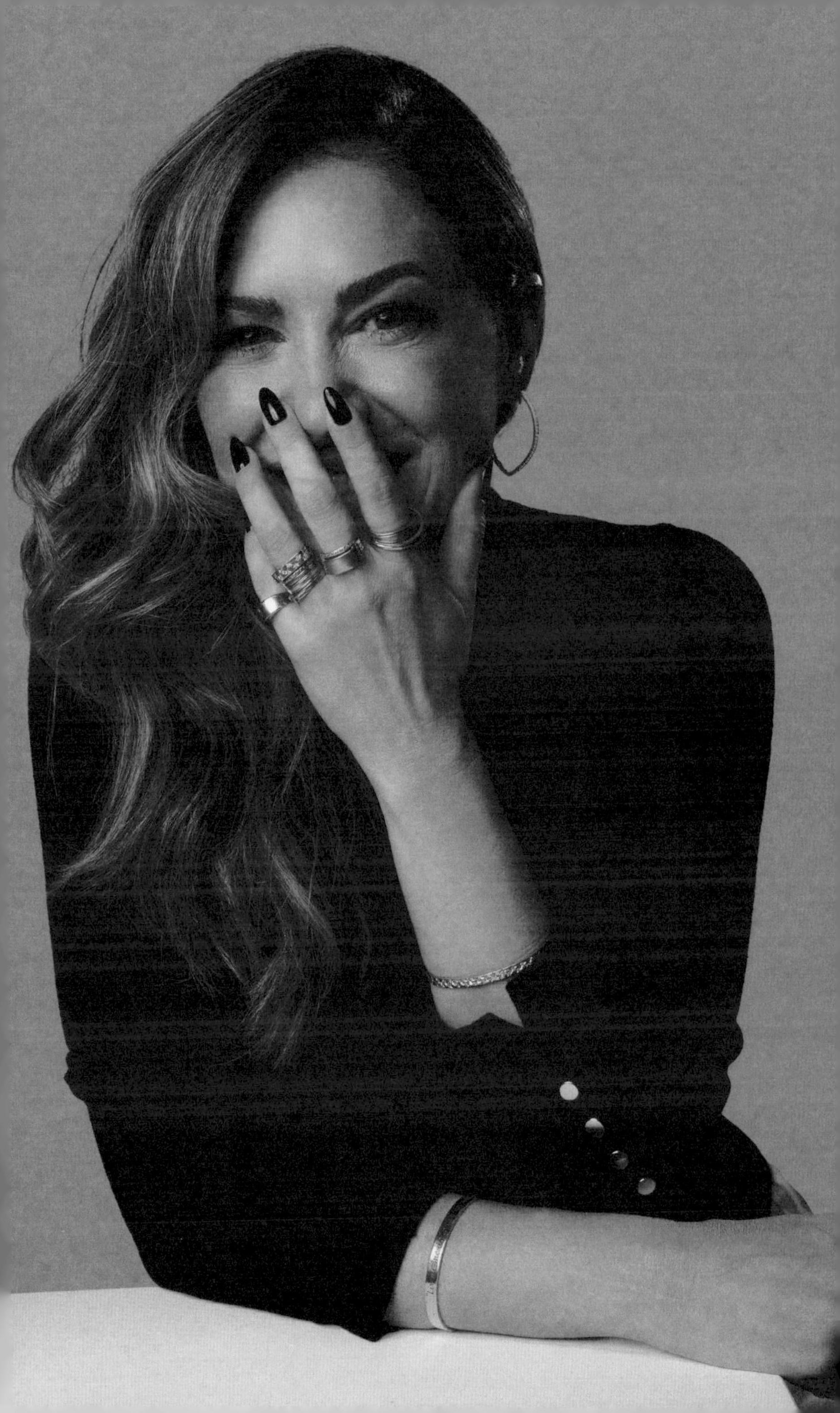

"Não importa quem você é,
de onde você veio,
o coração é sua identidade."
(Lady Gaga)

## Jonas, 14 anos

— Pode passar ali no banheiro e tirar toda a roupa, inclusive a cueca, pois preciso fazer teu exame ginecológico.

Eu sei que a frase acima é absolutamente estranha. Por isso mesmo, logo que a consulta começou, eu pedi:

— Me desculpa se eu errar algum pronome ou qualquer outra forma de falar ou agir?

O garoto fica me olhando, mas não responde. Eu explico melhor:

— É a primeira vez que eu atendo um paciente trans e quero que saiba que respeito você e vou me esforçar para cuidar de você da melhor forma possível, tá bom?

Essa consulta aconteceu nos meus primeiros anos de consultório. Não tinha muita experiência; foi um caso desafiador para a época. Hoje tenho certeza de que minha consulta com pacientes transgênero é muito melhor e que escolho com mais cuidado as palavras para não os constranger.

A mãe respira fundo ao lado dele e assente discretamente para mim.

*"Cuidadosa. Foi ela quem marcou a consulta para o filho, explicando toda sua história para a minha secretária!"* Disse ao telefone:

— Meu filho é trans, a doutora Graciela atende?

Ela até gaguejou, mas intuiu bem o que responder:

— Eu vou ver, mas acredito que sim.

Quando recebi a pergunta, imediatamente respondi:

— Claro!

Porém, não tinha tido nenhum caso assim até então.

Tive o cuidado de agendar a consulta para o fim do dia.

*"Afinal, o que um menino adolescente estaria fazendo numa sala de espera de uma ginecologista?"*

Tentei evitar qualquer constrangimento para ele.

E, justamente na hora de examiná-lo, eu soltei:

— Tira a cueca para fazermos o exame ginecológico!

E, sim, ele ainda tem vagina, pois é alguém num corpo de mulher, mas que se identifica como homem. E, segundo a mãe, desde os três anos de idade.

Este assunto é algo muito complexo, que vem da alma de um ser humano. Só ele (ou ela!) sabe como se sente.

Seja como for, não deveria caber nenhum julgamento, de nenhuma ordem!

Tudo que eu entendo é que deve ser muito difícil estar num corpo com o qual a gente não se identifica. Que bom que nos tempos de hoje existe mais acolhimento, compreensão e conhecimento, embora o preconceito esteja vivo e latente em tantos lugares e pessoas.

Biologicamente, o Jonas possui o sistema reprodutor feminino e precisa se cuidar.

— Qual a sua queixa, Jonas?

— Eu não quero mais menstruar!

Sinto um nó na garganta. *"Como deve ser terrível para ele!"* Ele desabafa:

— Eu sinto muita cólica, o fluxo é intenso e dura dez dias. Fico cheirando mal, não aguento mais. Imagina ter que usar absorvente de cueca, doutora!

Percebo que ele segura o choro.

— Calma, nós vamos resolver. Vamos usar algum método ao qual você se adapte com mais facilidade, podendo ser oral ou injetável, para que esse sangramento regular se interrompa e também para que todos esses sintomas que você vive todo mês deixem de te incomodar.

Ele sorri:

— Então dá para acabar com esse inferno?

— Sim!

Penso em como ele mesmo fala.

*"Será que diz: estou menstruado?"*

Essa palavra no masculino é difícil até em pensamento.

Não vejo nada de errado nessa história, mas a falta de experiência em lidar com casos assim, seja no consultório, seja na família ou no dia a dia, ainda me causa estranheza. Não deve ser fácil para ninguém, mas é necessário saber lidar quando nos deparamos com essa situação.

É todo o mundo de alguém, numa forma nova, para que se encontre um espaço novo para viver, que ainda não existe.

*"Está em processo de criação."*

E compreendo perfeitamente o fato de Jonas não querer mais menstruar.

*"Como ele vai prender um absorvente numa cueca?"*

Hoje existe um protocolo escolar para alunos trans, que deve garantir o uso do nome social nos documentos escolares, além de promover um ambiente escolar sem discriminação. Isso tudo eu aprendi com a mãe do Jonas, que foi incansável ao lado do filho nessa luta na escola.

Apesar de toda a minha inexperiência, penso que me saí bem (ao menos dei o meu melhor) e eu mesma aprendi com isso. Também não tive nenhuma vergonha em contar que era meu primeiro caso no consultório e que seria um aprendizado para os próximos!

O Jonas não voltou a se consultar comigo. Agora deve estar com seus 20 anos de idade.

Lembrei de sua história quando recentemente vivi uma experiência em uma situação oposta à dele.

Atendi uma mulher trans, de 41 anos, ou seja, uma pessoa que biologicamente era um homem, mas que fisicamente já havia se tornado mulher por meio de uma cirurgia de mudança de sexo.

O sonho dela, a Valéria, era fazer um ultrassom vaginal.

*"Imagina, o sonho dela era viver essa experiência enquanto mulher, sem que ninguém pudesse contestar isso!"*

E, por isso, ela quase me enganou.

*"Mas não tinha como..."*

Sua aparência, sua voz, roupas e tudo o mais mostravam uma mulher, mas, nos exames que ela trouxe, eu pude ver que havia uma próstata. E, mesmo no seu sonhado ultrassom, isso ficaria visível, pois, apesar de ter uma neovagina — resultado da cirurgia de afirmação de gênero —, internamente ela ainda possui o sistema reprodutor masculino.

— Meu sonho é fazer um ultrassom transvaginal, doutora, por isso eu vim aqui. Eu vi que a senhora tem o aparelho de ultrassom na clínica e quero realmente ter uma experiência de consulta ginecológica completa.

— Sim, vamos fazer e ver como está tudo, uma avaliação completa da sua saúde íntima!

Isso realmente é pertinente, para ver se a vagina está saudável. O mesmo HPV que ocorre no pênis pode acometer a neovagina, causando lesões de condiloma, que podem ficar escondidas e, por isso, precisam ser examinadas.

Sobre realizar um ultrassom transvaginal, não seria tão necessário, já que eu veria apenas a próstata, que deve ser mais bem avaliada pelo urologista, mas...

*"Apenas realizei seu sonho!"*

Me senti feliz por isso.

Valéria queria poder apagar de sua memória e de sua vida, bem como da aparência, qualquer vestígio de sua biologia masculina. Mas orientei sobre a importância de realizar uma consulta com urologista ou clínico geral, caso se sentisse mais confortável, para avaliar melhor sua próstata e manter os cuidados de prevenção necessários. Ela também poderia discutir com o médico a possibilidade de removê-la cirurgicamente se assim preferisse.

Valéria queria que tudo parecesse natural, como se fizesse isso sempre, como mulher.

O que pode ser comum para um é o sonho de outros. O sonho de cada um está em completar aquilo que falta em sua história e sua alma.

Com as minhas pacientes, a minha alma se preenche a cada experiência vivida e com todo apoio que consigo a elas. Ou a eles!

Homens trans sofrem preconceito quando precisam de consulta ginecológica, devido ao despreparo médico para atendê-los, o que causa constrangimentos e compromete o cuidado com sua saúde.
Na sala de espera da ginecologia, várias mulheres esperam seu atendimento. Quando um homem é chamado, há um movimento sincronizado: todas olham para o paciente, já que se trata de algo ainda incomum em um ambiente majoritariamente feminino.

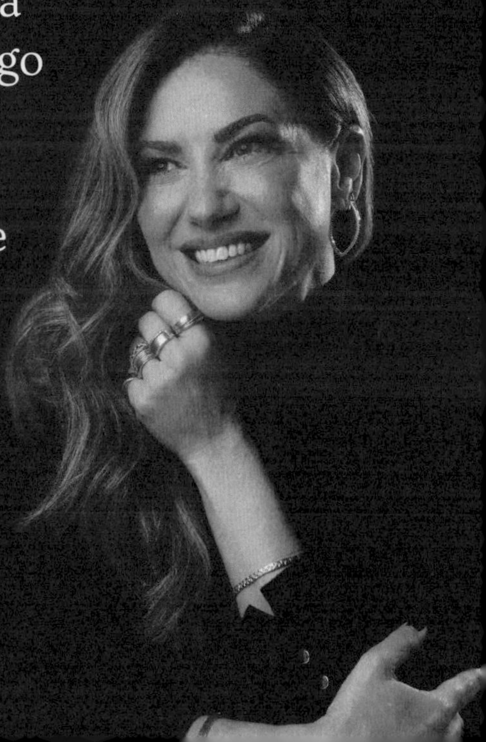

# 10

# Sex cam

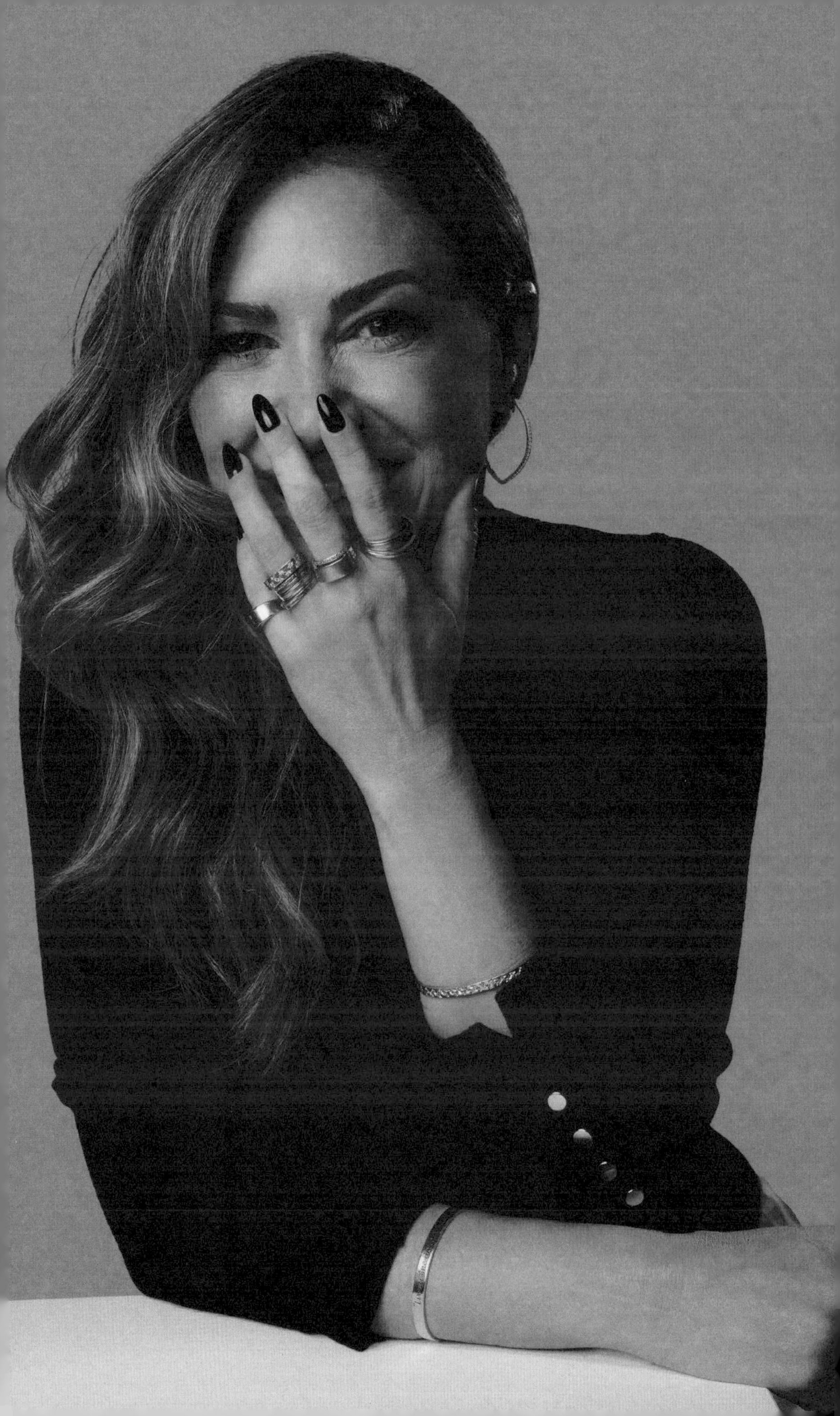

"O sexo e a morte - a porta da frente e a porta de trás do mundo."
(William Faulkner)

## Melissa, 26 anos

— Eu não quero mais menstruar, Doutora!

— Sim, vamos ver então algum método que ofereça esse benefício para você.

Ela respira profundamente e confessa:

— Atrapalha o meu trabalho.

Tomo um gole de café:

— E qual é o seu trabalho?

— Eu faço *sex cam*.

— *Sex cam*?

Ela move o queixo, confirmando:

— É, eu faço sexo ao vivo, por câmera.

— Ah, ok, não conhecia esse nome ainda.

Melissa é jovem, tem 26 anos e está em sua primeira consulta comigo.

*"Vou pesquisar depois essa profissão de* sex cam*!"*

Para mim, é importante compreender a vida das minhas pacientes, sem nenhum julgamento. Aprendo muito me mantendo nesse posicionamento e confesso que adoro saber os fatos mais inusitados das histórias delas.

Ela continua me contando:

— Esse trabalho mudou a minha vida.

— É mesmo? Como?

— Eu consegui comprar meu apartamento, mudei de cidade, saí do interior lá do Nordeste e ainda trouxe meus pais comigo.

Fico curiosa:

— Seus pais sabem do seu trabalho?

Ela ri:

— Eles não sabem exatamente qual é o meu trabalho na internet. Adivinha quem grava meus vídeos, edita e responde o *chat*?

Balanço a cabeça:

— Não sei.

Ela se aproxima da mesa e cochicha:

— Meu marido!

*"Uau!"*

— E você se sente bem com tudo isso?

Ela olha para o chão, demonstra um olhar vazio nesse instante:

— Sim, mas eu preciso te contar que estou com baixa libido, no momento.

— Verdade?

Ela fala baixinho, em tom de lamento:

— É…

— Entendo. E o seu trabalho não ajuda na fantasia? Não faz com que você use a criatividade e o erotismo e traga novidades para dentro da sua relação com seu marido?

— Eu não sei, parece que com ele estou cansada. Queria sentir mais vontade de novo, pois no início eu acho que até funcionava essa questão da erotização do *chat*, mas agora, não mais.

Tomo café e tento explicar:

— A libido é multifatorial, Melissa. Tem a questão da saúde hormonal, que podemos checar com exames, mas tem o emocional também. Trabalho, relacionamento, estresse... é provável que o excesso de estímulos do seu trabalho acabe deixando você com um limiar de excitação mais alto e que, com o seu parceiro, você acabe achando que é uma rotina de trabalho apenas.

*"Será que ela sente o marido como um cafetão?"*

Ouso questioná-la, para tentar entender melhor onde está o problema:

— Você está feliz no seu casamento? Como está a sua relação com seu parceiro fora da cama?

Ela sorri:

— Sim. Temos uma vida muito boa, nós gostamos das mesmas coisas, a gente se diverte, tem os mesmos gostos e trabalhamos esse lado erótico, inclusive a gente vai em casa de *swing*.

— Entendo. E você gosta dele?

Ela responde:

— Gosto...

— Que bom. Vamos fazer o exame ginecológico e depois os exames de rotina também.

Durante o exame, vi algumas lesões de HPV:

— Melissa, nesses casos seria bom seu marido também fazer uma avaliação com o médico dele.

— Tá, eu devo avisar, será... os amigos do *swing* também? Normalmente são os mesmos casais sempre.

Tomo mais café.

*"É muita novidade no meu trabalho, todo dia. Eu curto muito tudo que experiencio!"*

Respondo:

— Pode avisar, sim! Será melhor todos terem uma atenção maior sobre seus corpos e se avaliarem.

A consulta logo termina.

Faço minha pesquisa na internet e entendo melhor o trabalho da Melissa.

*"Diferente!"*

Passado um tempo, ela retorna:

— Meu marido foi ao urologista e está fazendo o tratamento também.

— Isso é ótimo, boa novidade. E o que mais?

— Eu não quero mais usar o DIU, podemos voltar para a pílula?

O objetivo dela com o DIU hormonal não foi totalmente alcançado, pois, às vezes, ele pode demorar para parar completamente a menstruação ou apenas diminuir o fluxo e deixá-lo irregular. Essa imprevisibilidade não foi boa para o trabalho dela e ela preferiu voltar para a pílula contínua, mesmo achando melhora da lubrificação vaginal com a tentativa do método.

— Claro!

— E a libido?

Sobre a sua libido, com exames normais, eu pude conversar mais com ela, para fazê-la entender que talvez ter o sexo como trabalho atrapalhasse o desejo espontâneo e até mesmo o seu desejo responsivo com seu parceiro. O cérebro pode ficar confuso sobre como reagir aos estímulos em momentos de trabalho e lazer, se acostumando até mesmo com situações bem erotizantes, como na troca de casais.

Ela ri:

— Nada ainda.

Não contenho a curiosidade:

— E quantas vezes você fez sexo essa semana?

— Umas vinte.

— Mas você teve prazer?

— Não muito, mas na hora de receber, sim.

— O pagamento?

Ela abre um sorriso:

— É, é bom!

— Entendi!

Como sempre, cada um sabe o que lhe faz bem! Eu ajudo e apoio no que posso! E sigo como uma mera espectadora da vida.

Sobre prostituição, vale saber:

1. Não é ilegal que uma pessoa ofereça serviços sexuais em troca de pagamento em dinheiro. Essa atividade é reconhecida no Brasil pelo Cadastro Brasileiro de Ocupações (CBO), com o termo "profissional do sexo".
2. Mulheres que trabalham na prostituição podem contribuir com a Previdência Social como autônomas.

No Brasil, ser profissional do sexo não é crime, mas aliciar ou explorar a prostituição de outra pessoa é ilegal.

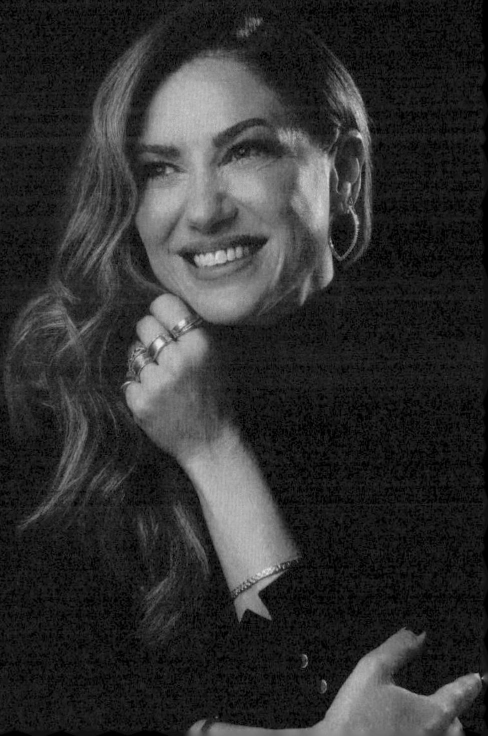

# 11

# Aids, eu?

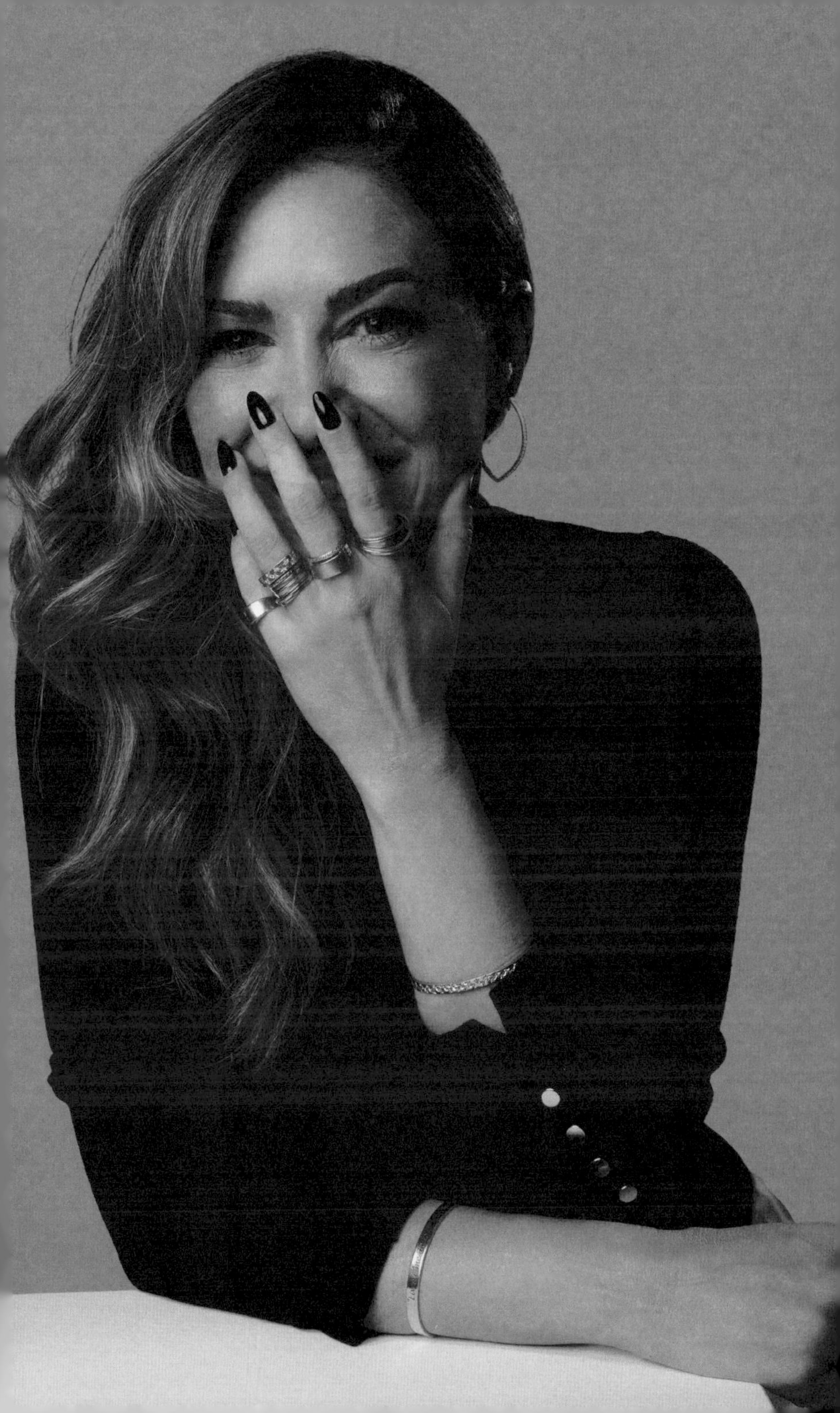

"Erradicar um tabu é mais difícil que adquirir um hábito."
(Jeferson Calixto)

**Rose, 47 anos**

— Deu positivo, Gra! Eu estou com Aids!
*"Sério, Rose?!"*

Respiro fundo e tento acalmar a minha paciente, ao telefone:

— Calma, Rose. O HIV não é uma doença como foi anos atrás. Hoje tem tratamento.

Ouço seu choro:

— Eu não acredito que estou com Aids.

Ela soluça e fala coisas que não consigo entender, tamanho seu desespero. Faço uma nova abordagem:

— Vamos nos ver no consultório, Rose, vamos conversar pessoalmente e falar sobre todas as medidas necessárias.

Ela balbucia, ainda em prantos:

— Tá bom, eu vou.

A história da Rose é inspiradora, pela força e autoestima que ela demonstrou em todo o processo que se viu obrigada a enfrentar.

Trata-se de uma mulher bonita, independente, com duas filhas e que já estava há um bom tempo vivendo sozinha.

Eu me tornei sua médica quando ela teve seu primeiro relacionamento após o divórcio:

— É o segundo homem que tenho na vida, você acredita?

— Claro. E quem disse que o que importa é a quantidade? O importante é o que faz você feliz, Rose.

— Eu estou feliz, sim. Muito! Meus negócios vão bem, minhas filhas já saíram de casa e eu finalmente posso cuidar de mim!

— E o que traz você aqui hoje?

— Reposição hormonal. Eu já fiz com outro médico, mas gostaria de fazer um checkup com você e levar isso mais a sério.

— Ótimo!

Ela se remexe na cadeira e limpa a garganta, preparando-se para dizer algo mais:

— Tem outra coisa, Gra.

— Sim?

— Eu estou namorando, sabe? É a primeira vez que tenho relação com alguém que não seja meu ex-marido, e eu gostaria de não ter que usar mais preservativo.

— Entendo. Eu vou pedir os exames de sorologia para você, mas você também deve pedir que seu parceiro faça. Vocês também devem entender que algumas doenças não são detectadas no sangue, como o HPV.

— Claro. Eu entendo. Obrigada!

E assim foi: os exames estavam ótimos e equilibramos sua reposição hormonal, de acordo com o início de sua menopausa, para que ela voltasse a se sentir o mais bem-disposta possível.

Rose se mostrou uma mulher plena, madura e feliz, cheia de vida.

Passado um tempo, ela me contou que esse primeiro relacionamento não foi adiante e resolveu se dar uma nova chance com outra pessoa.

*"Claro, por que não?"*

A vida é isso aí mesmo: impermanente!

Depois de um tempo, começamos a conversar por mensagens, pois ela estava sofrendo infecções recorrentes e precisava esclarecer suas dúvidas, até que voltou ao consultório:

— Como você está, Rose?

— Tirando as infecções que insistem em voltar, estou ótima!

Sorrio, olhando para ela:

— Parece feliz mesmo, que coisa boa!

Olho seus registros e percebo que já passou um ano desde que ela fez todos os exames.

— O que você acha de fazer tudo de novo? Já faz um ano e agora você está em outro relacionamento.

Ela assente:

— Sim, vamos fazer!

Alguns dias se passaram, até que recebi sua ligação:

— Deu positivo, Gra! Eu estou com Aids!

E entre seu choro, um desabafo e outro choro, tentei conversar com ela:

— Você já conversou com ele, Rose?

— Sim, ele procurou outro médico e o exame dele deu positivo também.

*"Ah, meu Deus! Sinto muito, Rose."*

Ela segura o choro e continua contando:

— Ele disse que não sabia, que não imaginava. Eu acho que não sabia mesmo, porque ele ficou arrasado.

— Sim, claro.

— Nós estamos morando juntos faz seis meses, eu não esperava uma coisa dessas.

Tomo um gole de café e respondo:

— Ninguém espera, Rose. Eu sinto muito mesmo.

Já na segunda consulta, após ela ter descoberto seu problema, nós conversamos outra vez. Ela conta que recorreu ao SUS, Sistema Único de Saúde, fez vários exames e recebeu todo o tratamento disponível:

— Fui muito bem atendida lá, e fiquei com a carga viral negativa bem rápido.

Levanto as mãos para o alto, automaticamente:

— Graças a Deus!

Ela assente. Eu reforço:

— O SUS hoje está muito bem preparado para o atendimento do paciente HIV positivo. Eles têm tudo para esse tratamento e disponibilizam aos pacientes sem dificuldade, inclusive suporte com profissionais de psicologia.

— É, eu percebi.

Ela suspira e desabafa:

— Acho que a parte mais difícil é o lado psicológico, sabe, Gra? O momento de aceitar a doença. E, depois, entender e aceitar que meu namorado não sabia de verdade.

— É, eu imagino.

Ela se move toda na cadeira:

— No mais, me sinto bem, saudável. É seguir em frente!

*"Uau! Que garra!"*

E ela foi embora se mostrando forte outra vez.

Só que, depois de pouco tempo, esteve de novo no consultório. Conversamos sobre seu tratamento e também sobre seu relacionamento:

— E então, Rose, como você está? Toda a sua situação? Como tem sido?

Ela até se aproximou da mesa:

— Você não acredita, Gra!

— O quê? Aconteceu mais alguma coisa?

Ela ri e assente:

— Você não sabe o que aconteceu... Eu recebi uma ligação de uma mulher dizendo que o meu namorado tinha outra...

*"Meu Deus do céu!"*

— E daí?

Ela balança a cabeça para os lados, como se ela mesma não pudesse acreditar.

— A mulher no telefone era a outra e, como ela me contou algo tão importante, que eu precisava saber, também contei para ela.

— Do HIV?

— Sim. Ela merecia saber e ter a chance de se cuidar também, né?

— Claro, você foi corajosa.

Ela fala, sorrindo:

— Eu o pus para fora, não quero nem ver mais essa pessoa, nunca mais.

— Eu imagino.

Tomo meu café para digerir o novo capítulo da história da Rose!

*"Cada consulta dela é um flash!"*

Sua história me remete a dois temas. Primeiro, o fato de que muitos homens insistem para que a mulher não use camisinha, mas eles não se cuidam como elas. Ainda é um risco para a saúde não se preservar nesse sentido. E há uma incoerência muito grande no comportamento masculino, que é a insistência em não usar preservativo, ao mesmo tempo em que eles não se responsabilizam pelas consequências, seja uma doença, seja uma gravidez.

O segundo tema é a força e superação da Rose. Quando ela chegou com a notícia do HIV estava devastada, mas não demorou muito para dar a volta por cima: mudou seu trabalho, cuidou da saúde e seguiu todos os protocolos que precisava para ficar bem. E ficou! Mas depois descobriu que havia sido traída. E superou outra vez!

A força da mulher é algo que impressiona. Tenho visto isso todos os dias na minha sala. Mulheres fortes, bonitas, jovens, adultas, adolescentes, não importa a idade. Cada uma com a sua história e suas próprias vulnerabilidades, que demandam um tipo de força diferente.

Tomo meu café e suspiro, falando comigo mesma:

— Mas sabe o que eu vejo? Toda mulher tem a força que precisa para trilhar sua própria vida.

É um processo lindo!

Lembrei de um diálogo de uma novela:

— Como você tem tanta coragem?

— Eu sou mulher, a coragem me encontra!

Existe diferença entre Aids e HIV?

- Aids é a Síndrome da Imunodeficiência Adquirida, transmitida pelo vírus HIV. Caracteriza-se pela queda do sistema imunológico e pelo surgimento de doenças oportunistas.
- HIV é a sigla em inglês para Vírus da Imunodeficiência Humana, que ataca o sistema responsável por proteger o organismo contra doenças.

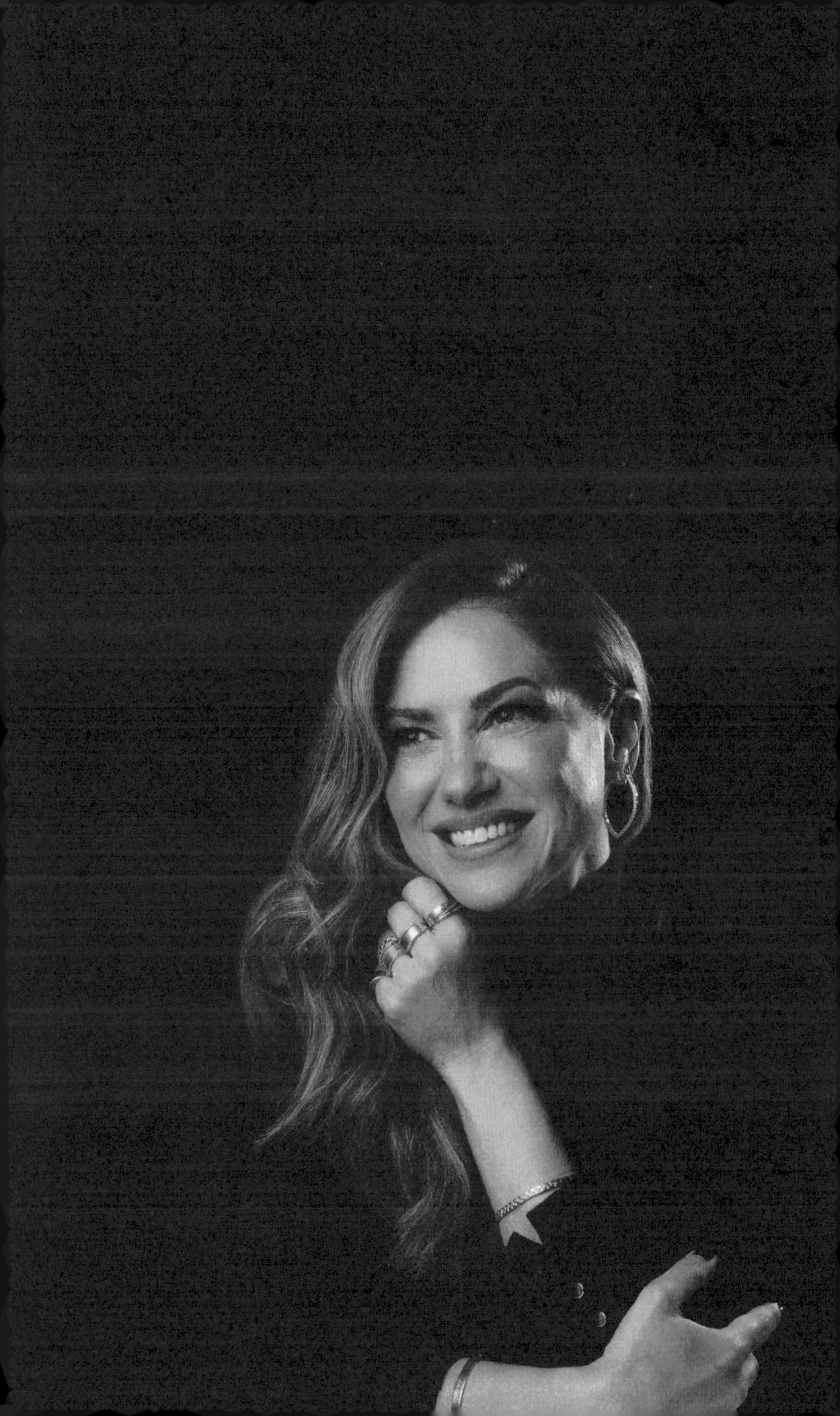

# 12

# Balneário Camboriú não é terra para amadores!

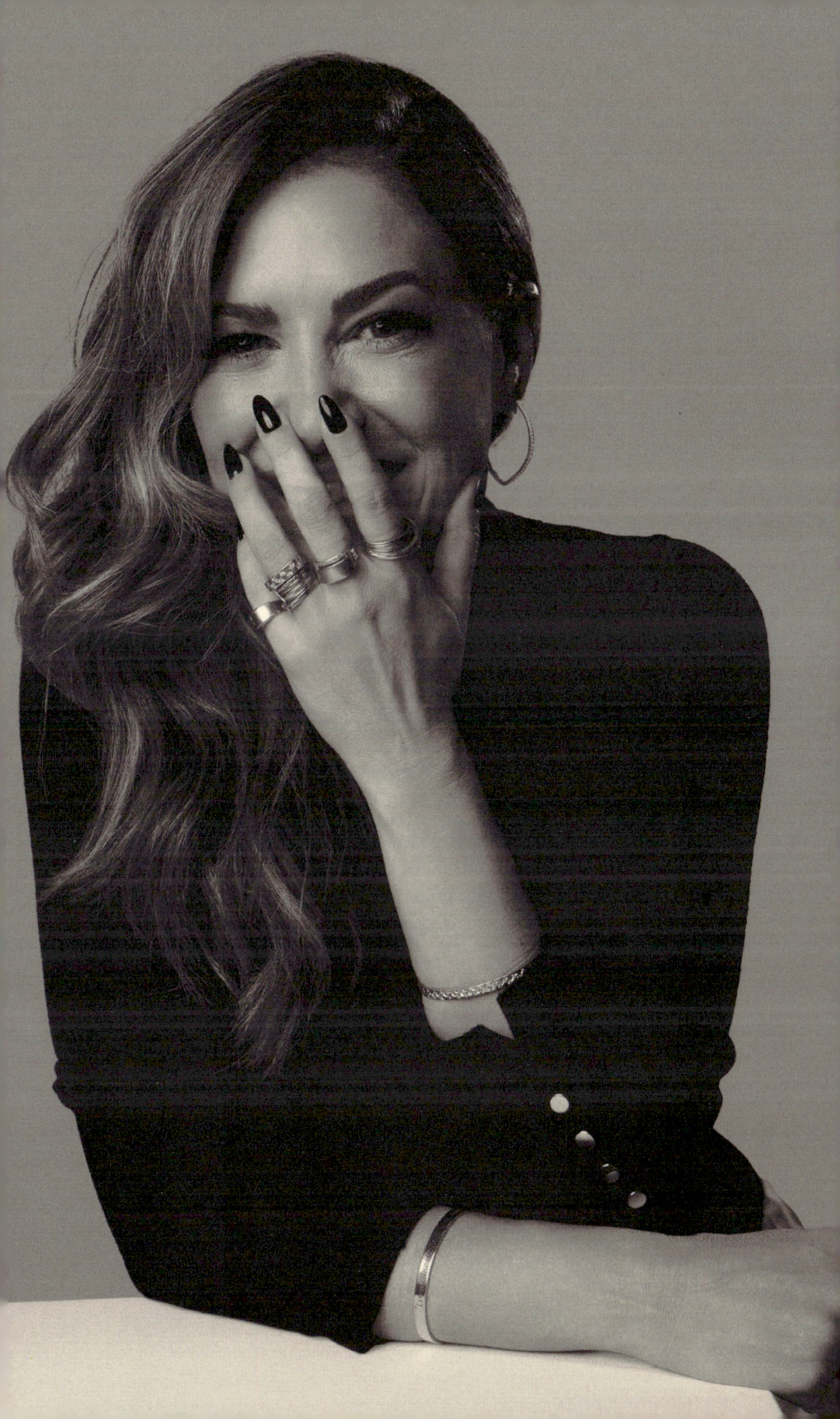

"Esta vida é uma estranha hospedaria,
de onde se parte quase sempre às tontas,
pois nunca as nossas malas estão prontas,
e a nossa conta nunca está em dia."
(Mario Quintana)

**Rebeca, 36 anos**

— Eu não quero esse filho!

Tomo meu café e, em seguida, respondo:

— Olha, Rebeca, eu posso ajudar você a ter essa criança, mas não a não ter.

Ela abaixa a cabeça e fica pensativa.

*"Deve estar um turbilhão!"*

A vida da Rebeca entrou numa reviravolta surpreendente até ela chegar a esse ponto.

Hoje ela tem 36 anos e, nesse momento, está em Balneário Camboriú, mas faz mais de cinco anos que mora no Vietnã, com um namorado europeu, num relacionamento que não está nada bem:

— Ele me pediu em casamento e isso deu um nó na minha cabeça.

— Mas por quê? Você não gosta dele?

— Até gosto, mas ele é abusivo, briga por tudo, é bem difícil.

*"Ai, meu Deus, será que ele bate nela? E ela sozinha em outro país?"*

Me contenho e questiono:

— E por que você está com ele, então?

— Foi ele que me ajudou a montar meu negócio no Vietnã, depois fomos morar juntos, as coisas foram acontecendo, talvez tenha sido muito rápido. E, depois, veio a zona de conforto.

— Que não está mais tão confortável assim?

Ela assente:

— É... e daí, quando ele falou que a gente ia se casar, eu decidi vir de férias para o Brasil. Até comprei passagem de ida e volta, mas ainda não sei se vou voltar.

— Essa volta para o Brasil é um teste para você, Rebeca?

— Acho que sim.

Bebo mais um gole de café:

— E como será esse teste?

Ela sorri de forma maliciosa:

— Estou vivendo uma vida de solteira desde que cheguei.

Dou risada:

— É um bom teste.

— Se é.

Ela dá uma boa gargalhada e vai embora.

O que aconteceu é que, passado pouco tempo, ela se envolveu com um homem na cidade, que conheceu por acaso, em uma festa, agora, nessas férias.

Só que, conhecer alguém em Camboriú é, no mínimo, intrigante.

*"Balneário Camboriú não é terra para amadores!"*

O homem que ela conheceu dirigia carros importados e sempre aparecia com um modelo novo. Vivia em um apartamento maravilhoso, à beira-mar, e tinha negócios com fazendas; parecia algo promissor. Para quem estava fazendo um teste na vida de solteira para decidir se ia voltar para o outro lado do mundo, no Vietnã, para um relacionamento abusivo, eu diria que era tentador.

Então, no dia de voltar para o outro país, Rebeca dormiu com ele e perdeu o horário do voo.

*"Claro que ela ficou confusa!"* E não negou:

— Eu gostei de dormir com ele. E gosto de estar com ele, nunca vivi algo assim.

Era uma vida de princesa, mesmo que ao lado de um estranho, que tinha acabado de conhecer. Com a alegria que estava sentindo, não remarcou a passagem.

Ela foi se envolvendo cada vez mais e continuou saindo praticamente todos os dias com ele. Foi então que percebeu que tinha algo estranho: a menstruação atrasada!

Sua reação foi enviar uma mensagem para ele, por telefone. E, ainda que fosse apenas um receio da parte dela, a resposta foi a pior possível: grosseiro e arredio.

— O que é isso agora? O golpe da barriga? Não vai funcionar! Pode tirar!

Rebeca ficou devastada. E foi só nesse instante que se deu conta de que não sabia nada de verdade sobre ele, exceto seu Instagram. Ela pesquisou seu nome no Google, mas não encontrou nada que parecesse ser dele.

Foi depois disso que ela veio à consulta comigo, e constatamos sua gravidez, ainda que bem no início.

— Eu não quero esse filho!

Tomei um gole do meu café, para continuar o mais sensata possível para ela. Rebeca estava apavorada:

— Não quero ter esse bebê! Eu não posso estar grávida dele, meu Deus!

E eu dei a explicação que sempre ofereço às mulheres que chegam afirmando não querer dar continuidade à gestação. Eu ajudo mulheres a terem seus filhos, não a não terem. Aceito suas escolhas, mas eu também tenho a minha. E ela entendeu, embora tenha saído do consultório ainda bastante atordoada.

*"Natural!"*

Depois de duas semanas, Rebeca voltou e me contou que perdeu o bebê. Segundo ela, houve um sangramento espontâneo, e ela chegou à maternidade com um abortamento em curso.

*"Não me importa se é verdade ou não."*

Meu foco é cuidar da paciente, do que eu posso fazer.

Então, Rebeca me contou o desenrolar da história, o que tinha acontecido depois que ela foi embora.

— Ele só me mandou um Pix para ir ao hospital.

— Sei.

*"Imagino que para ela interromper a gestação."*

Mas permaneço em silêncio, apenas tomando meu café.

Ela continua:

— Daí, nesse Pix, eu peguei os dados dele e descobri que ele é um foragido da polícia, estelionatário, com várias identidades, documentos falsos, até o Instagram é falso.

— Minha nossa, que perigo você pode ter corrido, não?

Ela suspira:

— É, mas isso também me ajudou a decidir.

— O quê?

— Vou embora para o Vietnã semana que vem.

— E você está bem?

Ela sorri:

— Mais do que nunca. E aliviada.

— Que bom, é isso que importa!

A história da Rebeca deixa evidente as duas faces da cidade onde eu moro. De um lado, tem todo o glamour de muitas pessoas que vivem aqui ou vêm para os finais de semana e feriados: uma cidade maravilhosa, linda, desenvolvida, a Dubai brasileira, como é chamada.

Só que, por outro lado, a cidade também é rota de quem precisa se esconder: muitos estelionatários, pessoas que vivem de aparências, tráfico de drogas e tudo o que envolve o mundo do crime de uma cidade grande e, consequentemente, os gastos luxuosos com o que se ganha ilicitamente, numa cidade charmosa e relativamente pequena.

Tudo tem dois lados, e Balneário também é assim!

É linda, de encher os olhos, mas há de se tomar cuidado!

Métodos contraceptivos reversíveis de longa duração (LARCs) mantêm uma taxa de falha inferior a 1% ao ano. Os LARCs são considerados tão eficazes quanto os métodos irreversíveis, como a laqueadura e a vasectomia, com a vantagem de serem reversíveis. São eles:

- SIU-LNG (sistema intrauterino liberador de levonorgestrel): 0,2%.
- Implante liberador de etonogestrel: 0,05%.
- DIU de cobre: 0,8%.

Já os métodos irreversíveis são:

- Laqueadura: 0,5%.
- Vasectomia: 0,15%.

Fonte: Febrasgo (2021).

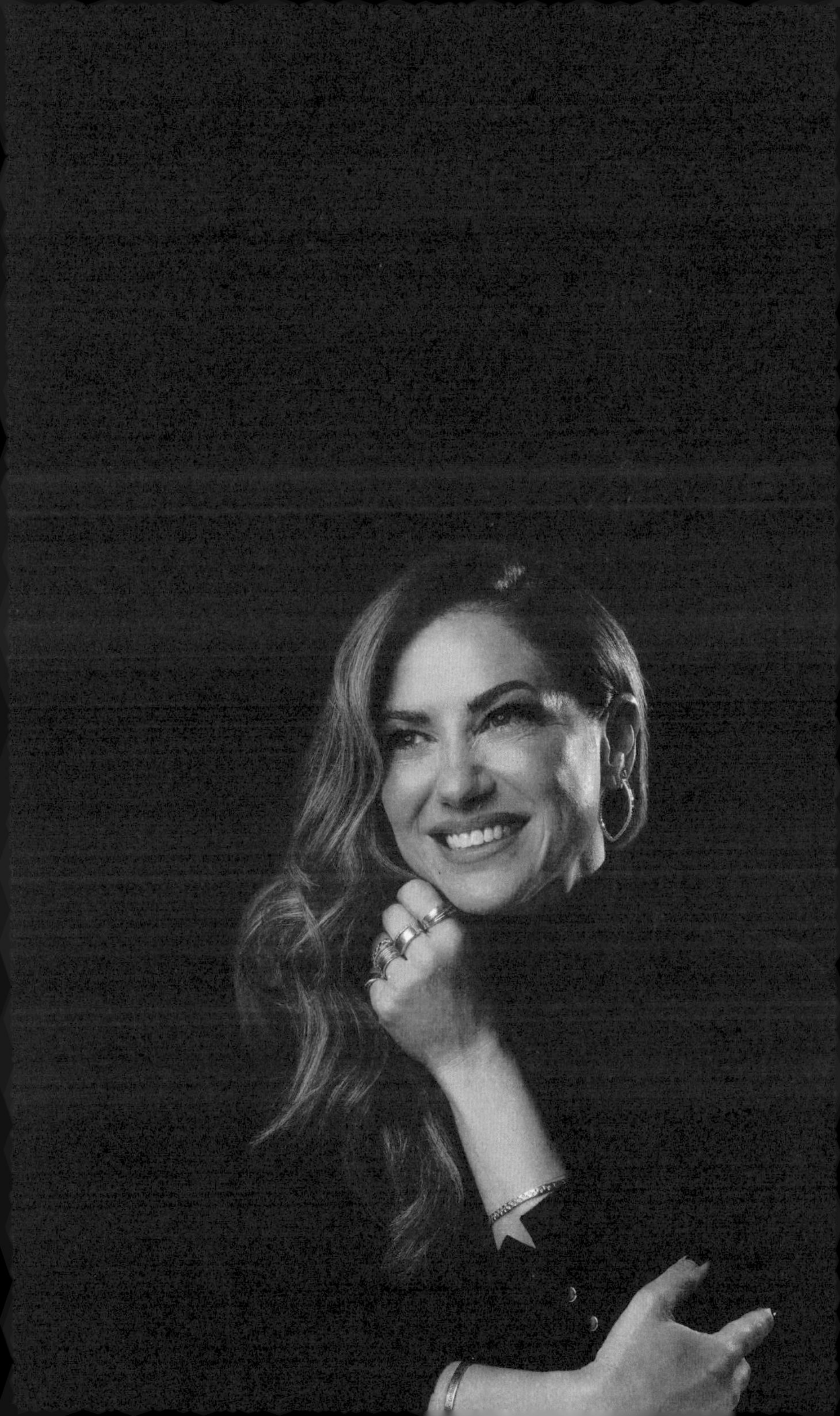

# 13

# Duas mães

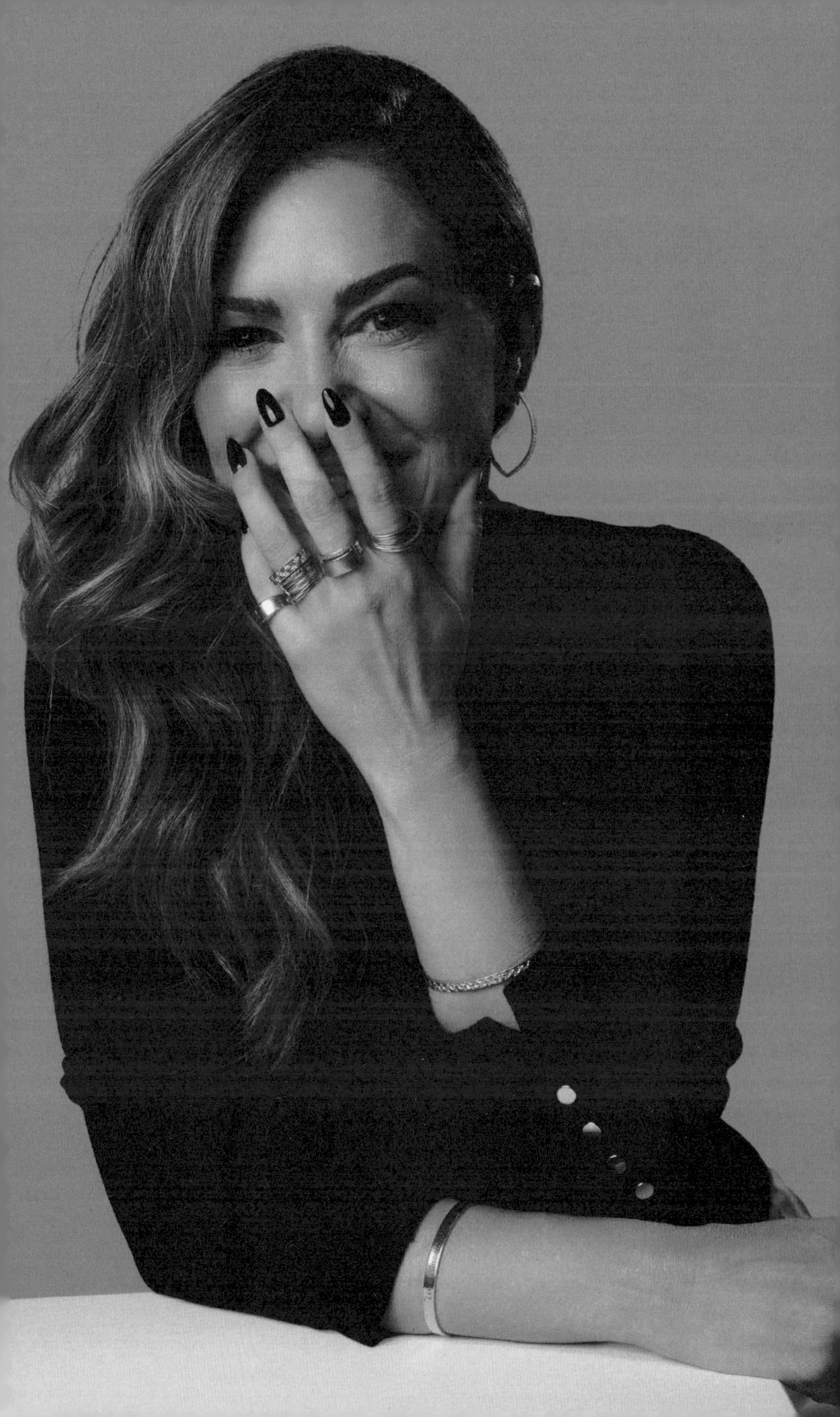

"É triste pensar que a natureza fala e que o gênero humano não a ouve."
(Victor Hugo)

## Elisangela e Letícia, 42 e 50 anos

— Nós vamos ser mamães!

Observo a emoção das pacientes ao meu lado, enquanto continuo fazendo o ultrassom.

Uma segura a mão da outra e se tocam com carinho.

Elas têm lágrimas nos olhos e no rosto.

Uma delas suspira:

— É o nosso Murilo, meu amor!

A outra sussurra, olhando para a própria barriga:

— Bem-vindo, Murilo!

Eu atendi essas duas mulheres durante todo o pré-natal.

*"E nem era o primeiro filho, mas o segundo de ambas!"*

Elisangela tem 42 anos, é uma mulher independente, divorciada, mãe de um filho adolescente, quase adulto, enquanto Letícia tem 50 anos e também é independente, divorciada e mãe de uma filha adulta. Ambas tiveram uma história parecida: casamento, separação e maternidade, além de uma vida profissional bem-sucedida.

A fertilização para chegar ao Murilo foi a sequência de uma nova história para elas: um novo amor, uma descoberta, num caminho que nunca tinham imaginado antes. Experimentaram em algum momento e viram que deu certo.

A felicidade estava no ar, nítida no equilíbrio e na maturidade que envolveram todos os momentos em que estive com elas.

*"O que mais se pode querer?"*

Me sinto feliz pelas minhas pacientes quando se realizam, ainda mais em todos os âmbitos de suas vidas.

Foram muitas conversas durante os nove meses e os vários exames de ultrassom:

— E seus filhos, aceitam bem o novo irmãozinho?

— Nossa, minha filha está felicíssima — uma responde.

— Meu filho não liga tanto, mas super aceita.

— Que lindo!

Elas demonstram ser companheiras, amáveis uma com a outra, sempre vinham juntas e estavam felizes por realizarem o sonho de ter um menino.

Hoje em dia, percebo que não é tão incomum ver mulheres que foram casadas no modelo tradicional, homem e mulher, se permitindo viver uma situação nova como a Elisângela e a Letícia, independentemente da idade.

Às vezes me pergunto se o fato de as mulheres terem se tornado tão fortes em tudo aquilo que fazem faz com que deixem de admirar o sexo oposto.

*"Será, meu Deus?"*

Claro que isso não é uma regra, mas percebo no consultório, ouvindo as queixas das minhas pacientes, que o comportamento masculino ainda tem deixado a desejar, quando se lamentam por suas experiências.

Tomo meu café para engolir o fato e falo sozinha:

— Quantas de nós já vivenciaram pelo menos uma ou várias situações com homens imaturos, desprovidos de responsabilidade, cheios de machismo e coisas do tipo?

*"Complicado!"*

Ontem, atendi uma jovem de 27 anos que, há quatro, está morando com outra mulher, um pouco mais velha do que ela, e está absolutamente feliz, sentindo-se melhor do que nunca, segundo ela:

— Eu gosto dessa experiência que estou vivendo, melhor do que qualquer outra que já tive.

Tomo meu café:

— Como foram seus outros relacionamentos?

— Eu já tentei me relacionar com homens também, doutora, mas a maioria foi um desastre, por diversos motivos e, por consequência, a falta de admiração.

— Entendo.

Nós tivemos uma longa conversa, pois sempre explico que, mesmo na relação entre mulheres, é preciso se cuidar, pois o contágio de HPV, por exemplo, pode até ter uma probabilidade menor de contágio, mas ainda existe e uma pode contaminar a outra.

Ela me aponta algumas vantagens no novo relacionamento, em tom de brincadeira:

— Eu não preciso mais tomar anticoncepcional, doutora, isso é bom demais.

Rio e tomo mais um gole de café:

— Imagino.

*"Sempre vi esse detalhe como uma vantagem, não que precisasse haver uma, mas tinha!"*

Essa mesma jovem ainda me contou:

— Só é difícil quando eu estou de TPM.

— Por quê? Até pensei que seria o contrário: estar ao lado de alguém que passa pelos mesmos transtornos hormonais que nós!

— A minha namorada não tem TPM e eu sempre fico pensando, já que ela não sabe como é, se acredita no que estou sentindo.

— É, deve ser difícil entender mesmo, como os homens.

— Pois é.

E, dentre tantas outras mulheres, jovens ou mais maduras, que atendo todos os dias, algumas são homoafetivas desde sempre, e outras se descobriram assim com o tempo.

Fico feliz de ver minhas pacientes indo atrás da sua felicidade, superando seus medos, superando preconceitos, suas dificuldades e, claro, cuidando da saúde, tanto física quanto emocional, pois para mim o mais importante é ver que elas estão se sentindo bem com elas mesmas.

E, quanto a isso, não meço esforços para ajudá-las.

Casais homoafetivos no Brasil têm a opção da fertilização *in vitro* (FIV), que foi regulamentada pela Resolução nº 2.168/2017 do Conselho Federal de Medicina (CFM), a qual assegura o direito de acesso à reprodução assistida, independente do estado civil ou da orientação sexual dos envolvidos. Para casais femininos, as opções incluem ainda a inseminação artificial (IA).

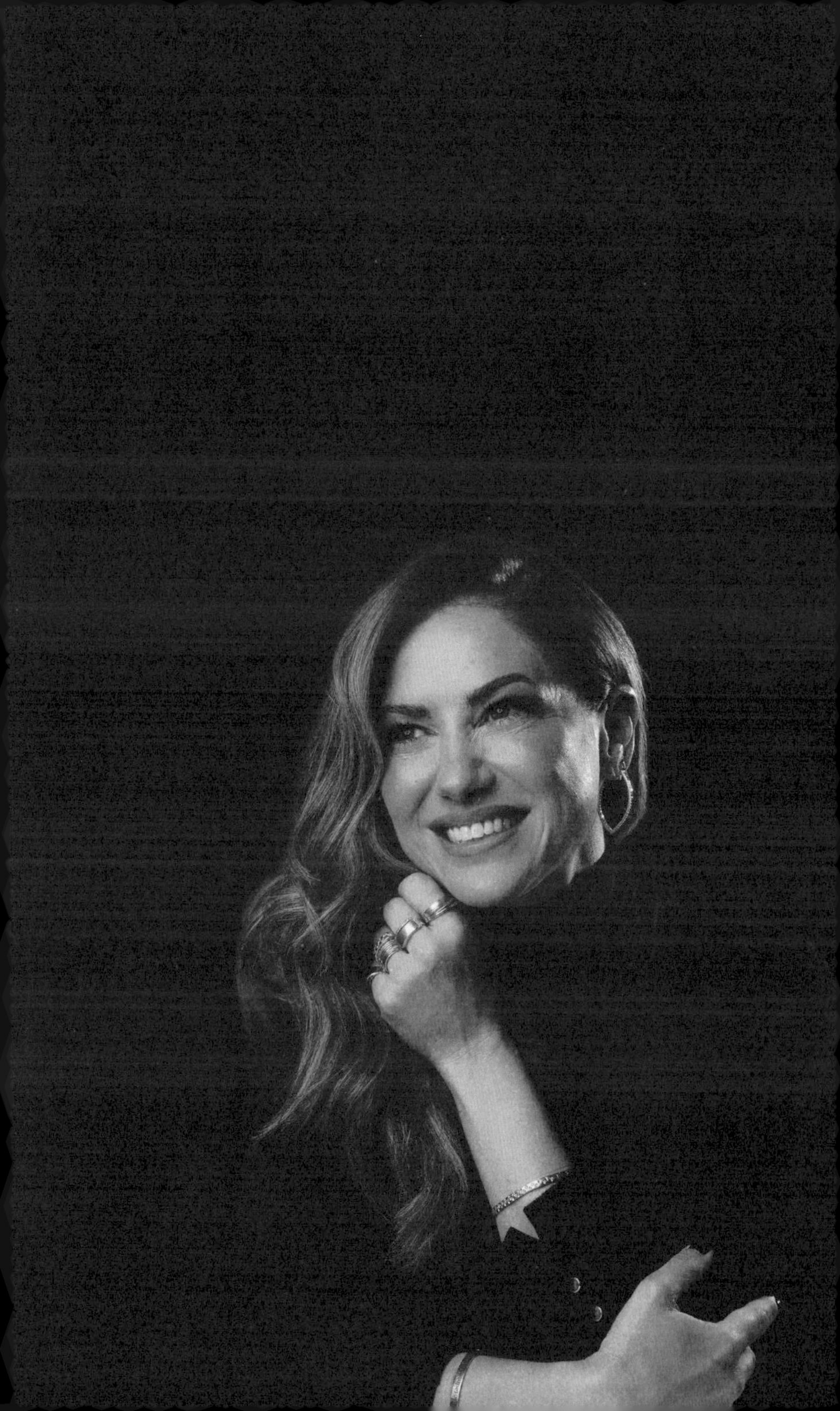

# 14

# Desejos desalinhados

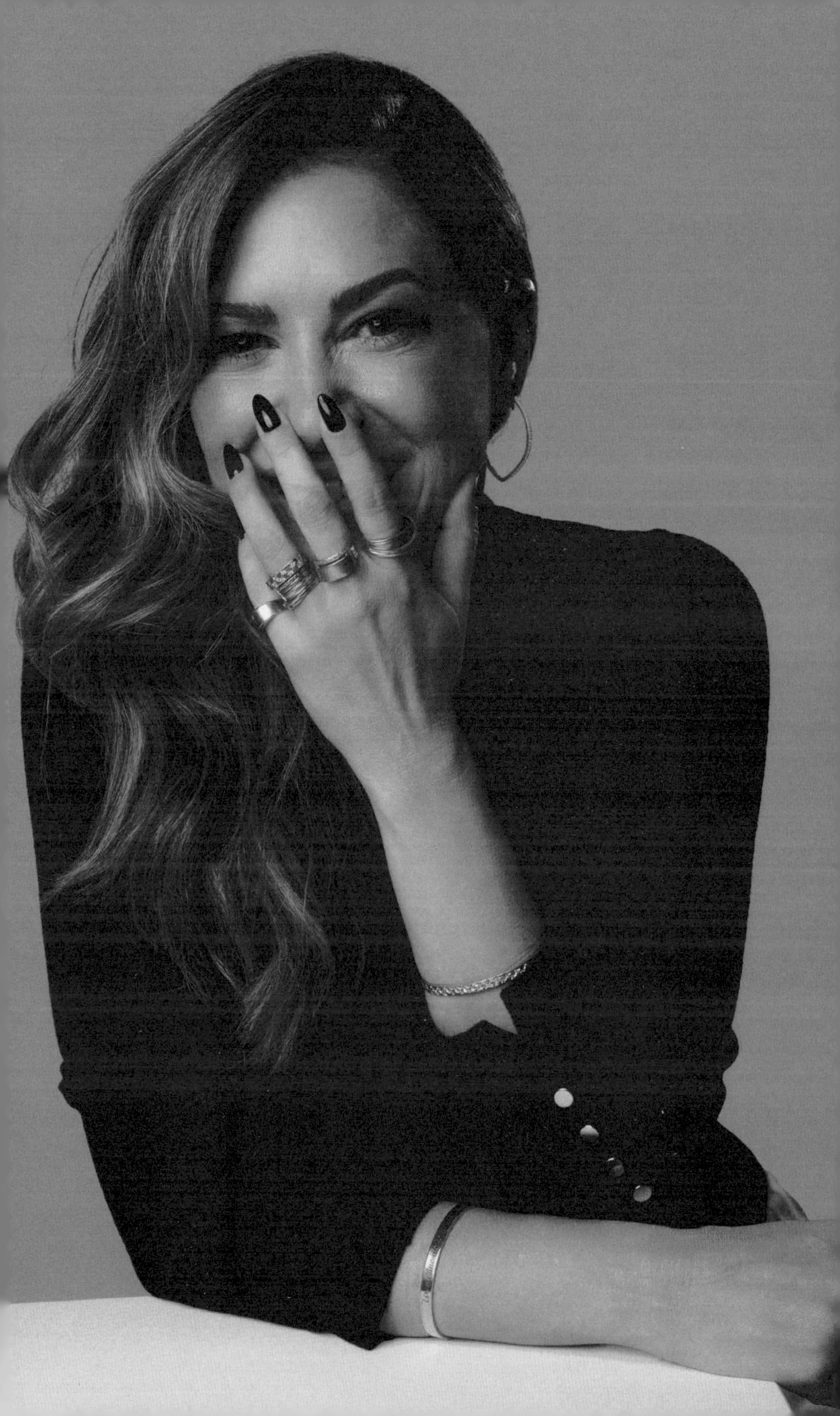

“No homem, o desejo gera o amor.
Na mulher, o amor gera o desejo.”
(Jonathan Swift)

## Camila, 31

— Eu quero todo dia, doutora, mas meu marido não quer quase nunca.

Escuto atentamente a paciente, que está do outro lado do mundo, via Zoom, e pergunto:

— Você já disse a ele que não está satisfeita?

Ela bufa:

— Já! E não faz nem seis meses que me casei.

Ela enxuga uma lágrima no rosto.

— Calma, você não precisa se sentir rejeitada, pode ser só uma fase.

Vejo ela respirar fundo e ficar olhando para o chão, em profunda tristeza.

A Camila se mudou para a Europa para se casar com um europeu, com quem se dava muito bem, mas, desde que se casou, as investidas do parceiro simplesmente diminuíram.

— Muito — segundo ela.

Jovem, 31 anos, logo marcou uma consulta e veio com a pergunta:

— Quantas vezes um casal transa por semana?

— Isso é de cada casal, Camila, não existe uma regra.

Ela insistiu:

— Mas o que seria o mínimo?

Balanço a cabeça para os lados.

*"Que coisa difícil de responder, apesar de compreender seu desespero por uma resposta."*

— O que você acha que deveria ser o normal?

— Todo dia!

Eu rio discretamente:

— E o seu marido, o que parece ser o normal dele?

Ela espreme os lábios, visivelmente irritada:

— Se eu não fizer nada, acho que ele vai me procurar só uma vez por mês.

Tomo um gole de café e questiono:

— E entre o todo dia que você quer e o uma vez por mês dele, como está sendo na prática?

— Uma vez por semana.

Fico pensativa.

*"Talvez seja uma boa média entre desejos tão distintos."*

— Você ama seu marido, Camila?

— Muito.

— E você se sente amada por ele?

— Sim.

Tomo um pouco mais do meu café:

— Bom, então vocês precisam alinhar esse desejo e só existe um caminho, que é o diálogo. Fazer terapia juntos, se conhecer melhor e se realizar de outras formas, para não depositar toda a expectativa do seu casamento na quantidade de relações sexuais.

Ela abaixa a cabeça mais uma vez.

*"Sei que ela está chateada, é recém-casada e já sentiu o casamento esfriar."*

Tento uma nova abordagem:

— Sabe, Camila, o desejo é multifatorial e, para seu marido, pode ser que melhore com o tempo…

Ela me interrompe:

— Mas e se não melhorar?

— Acho que a terapia sexual pode ajudar vocês! Você vai precisar se conhecer mais e perguntar para você mesma o quanto a falta de sexo, na medida que você gostaria, é motivo para abandonar esse relacionamento. Ou não.

Camila fica em silêncio e eu posso ver em seu rosto o quanto está decepcionada com a mudança do marido após o casamento.

Muitas mulheres passam por isso, bem como muitos homens. A medida do desejo é individual; não existe uma regra para a satisfação. Vale lembrar que existem pessoas que nem desejo têm, ou outras que podem passar uma vida inteira sem se relacionar sexualmente, mesmo levando uma vida afetiva feliz: são pessoas chamadas assexuais. No entanto, para quem tem mais libido, a falta de sexo no dia a dia pode ser motivo de grande frustração.

Camila é jovem, bonita, mudou toda a sua vida para outro país em função de um amor e agora se sente sozinha, abandonada e rejeitada, sexualmente falando.

*"Não é fácil!"*

Terminamos a consulta on-line com a paciente triste e com exames de rotina para fazer, além da sugestão de terapia sexual para o casal.

*"Quem sabe com o tempo melhora? Mas esse parceiro também precisa estar disposto a encarar mudanças."*

Pode ser que o marido esteja tendo dificuldade de adaptação no casamento, ou um problema no trabalho, ou ainda de saúde. A saúde masculina muitas vezes é negligenciada, por falta de hábito em consultar um médico e também por vergonha, um machismo que não permite que os homens se sintam à vontade de falar sobre sua sexualidade.

*"Bem, enfim, espero que eles descubram na terapia sexual!"*

Assim como as mulheres precisam estar bem, em diferentes aspectos, para sentir desejo, o mesmo pode acontecer com os homens; a libido é multifatorial. Não é possível exigir o desejo do(a) outro(a), mas sim trabalhar todo o entorno do dia a dia para que a relação sexual possa fluir com naturalidade. Não deve ser um esforço, mas um prazer e, quando possível, um hábito.

Em toda a minha carreira como ginecologista, tenho tido o privilégio de ouvir incontáveis mulheres, em sua intimidade, conflitos e desafios. E sobre a libido, fica claro para mim o quanto ela é despertada ou apagada por diversos fatores.

Em 15 anos de consultório, só tive duas pacientes que afirmaram ter relações todos os dias com seus maridos.

— Todo dia, Joana?

— Todo dia, Gra.

Eu sorrio:

— Como é isso? Me conta!

Ela joga a cabeça para o lado e fica me olhando.

*"Dá para perceber o quanto é algo natural para ela."*

Então ela me explica:

— Ah, Gra, a gente se fala o dia inteiro, troca mensagens de carinho, cuidado e a gente quase sempre está bem, tem companheirismo mesmo, então, quando chega à noite, já é um hábito. A gente toma banho, escova os dentes e vai namorar.

— Um hábito?

— É, um hábito.

*"Faz todo sentido!"*

As duas pacientes que afirmaram ter relações diárias são mulheres comuns, normais, casadas, com filhos únicos, em torno dos seus 40 anos de idade. E nenhuma delas é ninfomaníaca. Aliás, ambas tiveram sempre um único parceiro, de toda uma vida.

— Quer coisa mais monótona do que isso?

E se, nesse cenário, elas conseguiram o que muitas sonham ter, fica a reflexão do quanto o afeto alimentado no dia a dia, seja por mensagens, pequenos cuidados e atenção, pode fazer a diferença para um relacionamento saudável.

Para quem sente frustração pela quantidade de vezes que se relaciona afetivamente com o parceiro, talvez o afeto diário possa mudar esse número e a qualidade da relação.

Em vez de se perguntar: "Por que isso não acontece comigo, de transar todo dia? É porque tenho dois filhos? Estou acima do peso? O que tenho de errado?" ou coisas do tipo, mude o seu nível de atenção e carinho em todas as horas do dia, no envio de uma mensagem, uma pergunta sobre como o outro está indo naquele momento, se precisa de alguma coisa, e assim por diante.

*"Nem sempre a grama do vizinho é mais verde, é só você que não está regando a sua como deveria."*

— Ah, Gra, não tenho paciência ou criatividade para isso!

Calma, pense em coisas simples como:

— Estou te esperando pra jantar! Como está sendo seu dia? Vamos tomar um vinho hoje?

E, assim, companheiros vão se nutrindo de afeto ao longo do dia, para a oportunidade de criar um hábito à noite.

É claro que tudo isso não pode nem deve ser de responsabilidade de só um dos lados.

Lembro do caso de uma paciente que tinha muito desejo e se satisfazia com o marido, até que teve uma filha e, ainda na maternidade, recebeu a ligação de uma mulher, dizendo:

— Eu sou amante do seu marido!

*"Nem vamos entrar na crueldade dessa pessoa de se apresentar num momento tão delicado."*

A jovem que acabara de ser mãe era bonita, apaixonada e, ao descobrir que foi traída, ainda assim deixou o marido voltar pra casa e ele confessou:

— Sim, é verdade, eu tenho um caso com outra mulher.

E embora tivesse agido com sinceridade nesse momento, agiu errado depois, ao proferir frases como:

— Sua cicatriz da cesariana ficou estranha, né? Seu peito não é mais o mesmo. Será que sua barriga vai voltar ao normal?

No pós-parto, essa mulher passou a sofrer *bullying* do companheiro em relação ao seu corpo.

*"Nojento!"*

Para ela, o pior não foi isso, mas...

— Gra, eu estou louca para transar, eu preciso fazer sexo.

Faço as contas:

— Mas só tem 21 dias que você deu à luz. Você se sente bem para ter relação?

— Eu preciso!

— Bom, então faça.

Depois, ela me contou mais sobre como as coisas estavam indo em sua casa e, mesmo com a aceitação da traição, esse marido acabou indo embora.

Quando a bebê estava com um aninho, a paciente entrou em outro relacionamento e acabou se casando com um homem que se tornou um excelente padrasto para sua filhinha. Mas aí veio a queixa:

— Ele não tem muita disposição sexual, Gra. Eu quero muito mais do que ele. O que eu faço?

É claro que eu a ouvi atentamente e dei todo o acolhimento possível.

Todos os dias trabalho com mulheres únicas, cada uma com um nível de desejo, amor, ansiedade, frustrações e que se relacionam com outras pessoas únicas, com características também singulares.

Não há regras para a medida de ninguém, o que existe é o amor e a vontade de fazer dar certo.

O sexo pode sim se tornar um hábito, quando ambos assim desejam, mas, antes de tudo, é essencial existir amor no dia a dia para que se supere toda diferença de medida!

O amor pode ser a chave para esse equilíbrio!

A libido também pode ser vista como uma energia vital que, quando canalizada para diferentes áreas da vida, influencia o desejo sexual. A diferença no desejo entre parceiros é uma questão comum e multifacetada. A libido, entendida como essa energia vital, pode se manifestar de maneiras distintas em cada indivíduo, influenciada por fatores físicos, emocionais e contextuais.

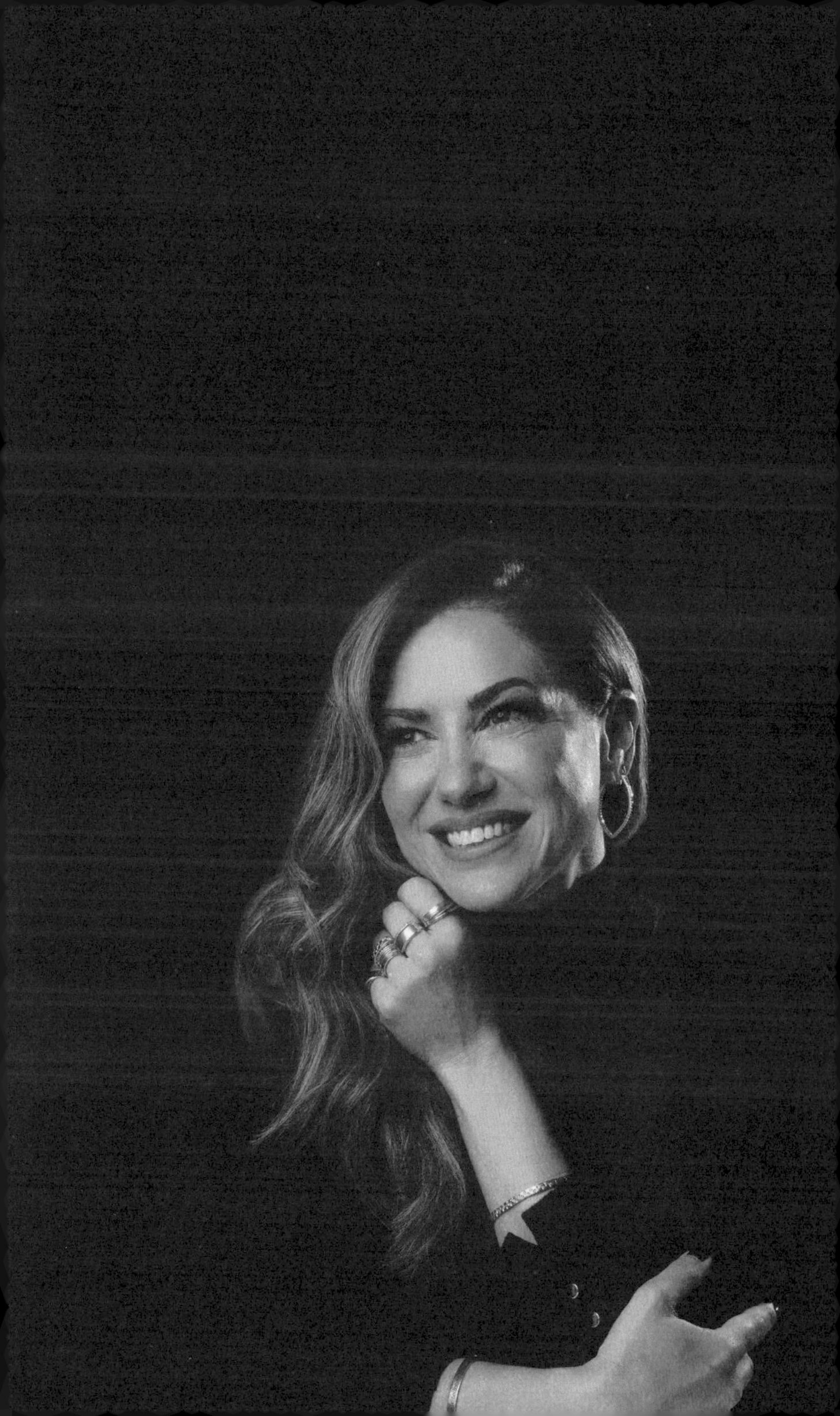

# 15

# Pertencimento

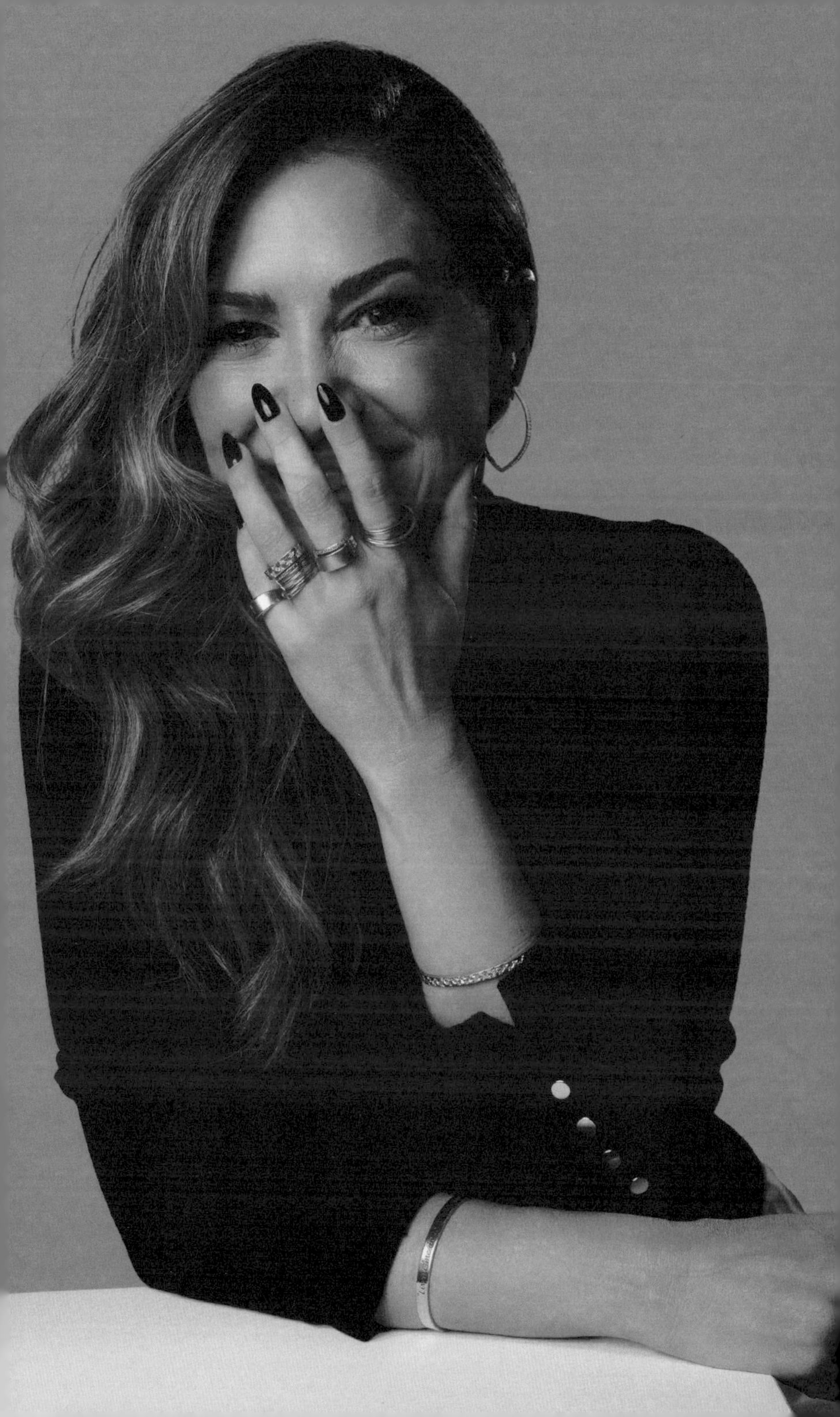

"O provincianismo consiste em pertencer a uma civilização sem tomar parte do desenvolvimento superior dela - em segui-la pois mimeticamente com uma insubordinação inconsciente e feliz."
(Fernando Pessoa)

**Júlia e Marcela, 15 anos**

— Eu transei com um desconhecido, doutora!

Olho para a menina de 15 anos, um pouco surpresa.

— Então me conta por que você escolheu um estranho para começar a sua sexualidade?

Ela responde, um pouco sem graça:

— Porque eu tinha medo de ser julgada. Com alguém que não conheço, não tem problema, né?

*"Tento entender melhor!"*

— E você gostou, foi bom?

— Não. Acho que não.

Fico em silêncio, buscando uma abordagem que a deixe segura, por alguns segundos.

Tomo um gole de café e tento melhorar a abordagem para entender o que aconteceu:

— Por que você não gostou? O que não foi bom?

— Eu posso ser bem sincera? Eu não tenho certeza se meu corpo é bonito, porque eu vejo minhas amigas, que são magérrimas, sofrendo com medo de um ou dois quilos a mais, e às vezes eu penso que posso ter algo de errado sem saber.

*"É justamente o contrário!"*

— Sabe, Júlia, você estar bem com o seu próprio corpo é um bom sinal, é boa autoestima. A preocupação excessiva com o peso é que está errada. O bem-estar, o equilíbrio e uma sexualidade saudável não dependem do peso que uma pessoa tem, mas de outras coisas mais profundas, como a maturidade e a afinidade que você vai tendo com você mesma e com o seu parceiro, você me entende?

— Acho que sim.

A Júlia tem poucos quilos a mais e mora numa cidade do interior. Assim como ela, atendi várias garotas do mesmo grupo escolar e pude perceber o quanto a questão do pertencimento atinge as adolescentes. Não importa em que aspecto tentem mudar, elas fazem de tudo para pertencer a um determinado grupo.

Apesar de estar bem com o próprio corpo, sendo vaidosa e tudo mais, a Júlia andava com meninas magérrimas e que se descabelavam por qualquer meio quilo a mais. Com isso, ela percebeu que não se encaixava no grupo pela aparência e preocupação extrema com o corpo, então ela fez de tudo, de forma inconsciente, para se encaixar no grupo por outro viés.

— Todas as suas amigas já transaram, é isso?

— É, por isso, eu queria perder a virgindade logo.

— Sabe, Júlia, a relação sexual pode ser uma experiência melhor quando temos afinidade e amor pela outra pessoa. É para significar algo especial para você.

— Já entendi. Mas agora já foi.

Tomo meu café:

— E agora você pode conversar com suas amigas sobre sexo, né?

Ela sorri de orelha a orelha:

— Sim.

*"Bingo!"*

E, assim, ela foi embora, feliz por ter perdido a virgindade, apesar de não ter curtido um momento que, teoricamente, deveria ser especial.

Minhas consultas com as adolescentes vão muito além de uma consulta: eu olho para elas, as ouço e as acolho como se fossem minhas filhas.

É uma fase difícil da vida, de descobertas, pouco conhecimento e pouca maturidade, além de algumas não terem uma estrutura dentro de casa para se apoiarem em questões íntimas e tão delicadas.

*"Eu sei que faço esse papel na vida de muitas meninas que vêm até mim. Se não sou eu na vida delas para isso, muitas vezes não é ninguém!"*

E eu fico nas minhas reflexões:

— Será que existe espaço para sexo casual na adolescência?

É uma questão delicada, porque uma mulher que já tem maturidade pode saber usar isso e se beneficiar de alguma forma. Porém, começar a sexualidade sem prazer, sem intimidade, mais parece uma subtração, algo que poderia ser lindo e se torna banal.

*"Felizmente não pareceu traumático para a Júlia!"*

Pouco tempo depois, em contrapartida, atendi uma menina do grupo da Júlia, com outra questão de pertencimento:

— Eu tenho pavor de engordar, doutora, medo, pânico!

Olho para ela e observo que ela é bem magra.

*"Não deveria ter essa preocupação!"*

— Mas você não parece ter predisposição para engordar, está tão linda e já está bem magra, Na verdade, você sempre foi assim!

A jovem aperta a pele do estômago para mim:

— Mas olha, aqui dobra.

— Mas isso é pele, não é gordura.

Ela espreme os lábios e olha para os lados, como se eu não a tivesse compreendido.

Eu tento outra abordagem:

— Por que estar magra é tão importante para você?

Ela arregala os olhos para responder:

— Porque todas as minhas amigas são magras. Imagina se eu ficar gorda?

— Entendi.

*"O pertencimento ao grupo!"*

Agora ela desabafa:

— Às vezes, eu acho que como muito, sabe? Daí eu pulo a refeição seguinte.

Me preocupo:

— Mas você chega a vomitar? O que você faz?

— Não, eu só deixo de comer a próxima refeição, mas eu sinto fome.

Tomo meu café:

— O ideal seria você se controlar e equilibrar a quantidade em todas as refeições. Você ainda está em fase de crescimento, sabia? Não é saudável nem seguro praticar esse jejum sem acompanhamento adequado. Você já trabalhou esses aspectos com uma nutricionista?

— Estou com horário marcado, minha mãe também pediu para eu ir na psicóloga. Mas tem outro assunto também.

Ela me fala da sua virgindade e o assunto evolui:

— Minhas amigas deixam os caras fazerem coisas que eu não sei se eu quero.

— Mas você não tem que fazer só porque suas amigas fazem.

Ela fica me olhando, em silêncio, esperando por algo mais. Então, eu continuo:

— Sabe, Marcela, a sexualidade é uma coisa diferente para cada pessoa, ela não é igual para todo mundo. E você tem que respeitar a sua, seu corpo, suas vontades, sua hora. Tem amiga sua que pode estar em outra fase da sexualidade; nem todas vão despertar ao mesmo tempo, e com certeza cada uma vai ter uma vivência diferente da própria intimidade e tudo bem fazer o que se tem vontade, mas não é o ideal fazer porque as amigas fazem, entende?

— Hum.

Continuo falando, mostrando que intimidade é algo que acontece aos poucos:

— A última coisa que deve acontecer é a penetração. Até lá, você precisa sentir que quer. É você que vai saber o momento certo, não suas amigas ou o tempo delas, entende?

— Hu-hum.

Ao contrário da Júlia, a Marcela se sente pertencente ao grupo pela magreza, mas não ainda pela sexualidade. E eu espero que, diferente da Júlia, ela também não se entregue a um desconhecido apenas para pertencer ao grupo de amigas e poder falar que já fez sexo.

Lamento bastante quando banalizam o corpo, a sexualidade, o afeto e até mesmo o amor. O que poderia ser natural e acontecer com o tempo, num belo romance, se torna uma coisa qualquer para uma roda de conversa. Não precisa ser assim! Não deveria ser assim!

Mas o que eu vejo é que as adolescentes cedem às regras silenciosas de um grupo, simplesmente para pertencerem a ele.

Para mim é sempre um momento de acolhimento, em que eu dou o meu melhor.

Adoro consultas com as adolescentes e sinto não saber se minha filha vai ter esse nível de consulta comigo, justamente por eu ser sua mãe, pois, por mais amiga que a gente seja, ela nunca vai me enxergar só como ginecologista. É muito além de não ter segredos; é uma intimidade que muitas vezes só temos com a ginecologista.

É preciso mais do que conhecimento de ginecologia para trabalhar o desejo de pertencimento a qualquer custo. Penso que o amor, o cuidado e acolhimento que tenho nas minhas consultas exercem esse papel.

A idade média de início da vida sexual no Brasil varia entre 14 e 15 anos, com diferenças observadas entre os sexos.

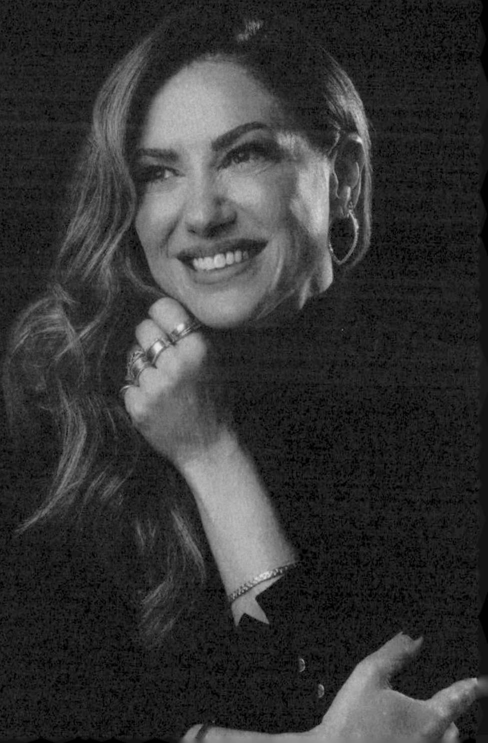

# 16

# Sexo anal

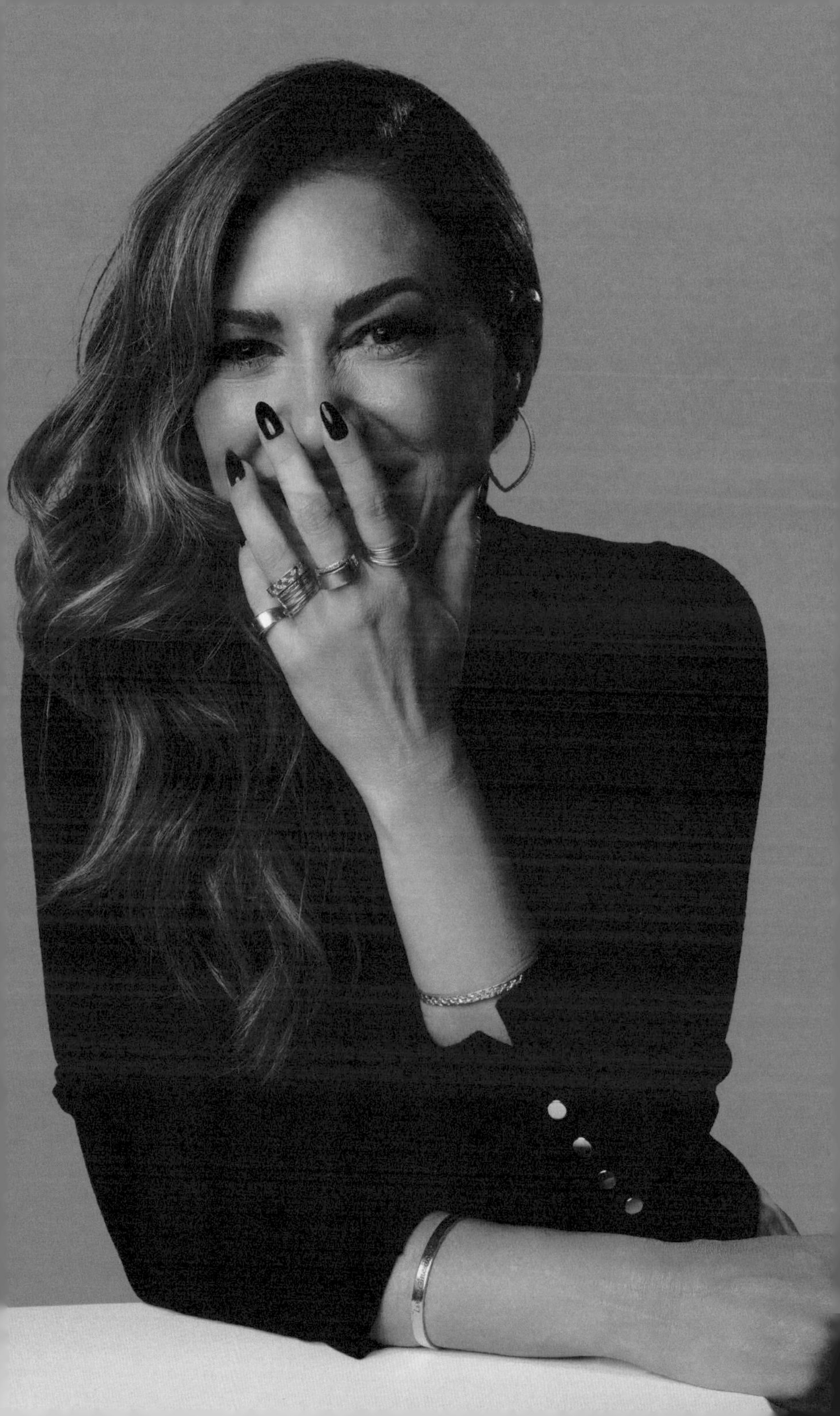

“Liberdade é pouco.
O que eu desejo ainda
não tem nome.”
(Clarice Lispector)

**Andrea, 40**

— Meu marido disse que vai me dar um carro se eu fizer sexo anal com ele!

*“Oi?”*

Eu chacoalho o rosto, sem perceber:

— Um carro para fazer sexo anal?

— Ela responde, sorrindo:

— É.

Eu rio:

— Já pensou se virar moda? Muitas pacientes vão começar a pedir um carro para os maridos.

Ela ri.

*“Meu Deus, preciso de mais café!”*

— Espera.

Me levanto e encho a minha xícara. Volto a me sentar e bebo um gole. Olho para ela:

— Como você se sente com isso? Você concordou?

Ela ri:

— Sim, mas tenho medo de fazer sexo anal. Nunca quis, na verdade.

— Bom, existem alguns conselhos para que você tenha o máximo de prazer possível e o mínimo de desconforto.

— É isso que eu preciso.

Tomo mais um pouco de café e começo:

— Tente fazer num dia em que esteja com muito tesão. Minhas pacientes costumam dizer que o ânus tem vontade própria: você sente tanta vontade, desejo, que se abre para novas possibilidades, entende?

— Sim.

*"Ela está empolgada, mas não sei se pelo carro ou pelo sexo!"*

Eu continuo:

— Com isso, prefira um momento em que você já tenha evacuado, para se sentir mais à vontade e evitar acidentes.

Ela responde, totalmente atenta:

— Sei.

— Use lubrificante, mas nenhum anestésico, porque, além de tirar suas sensações, você pode se machucar e perceber só depois, então não vale a pena.

— Tá.

— E não use duchas antes da relação, como muitas mulheres e mesmo homens costumam fazer, não é necessário.

— Certo, doutora, eu vou indo então – e já se levanta.

Eu pergunto:

— Mas era só isso mesmo?

Andrea sorri:

— É, obrigada.

Fico atordoada com a história e preciso de mais um café.

Fico falando comigo mesma enquanto aguardo a próxima paciente.

*"Um carro por um c*?"*

É sabido que a maioria dos homens tem a fantasia do sexo anal, mas nem todas as mulheres têm o mesmo desejo.

Inclusive, há adolescentes que crescem em famílias tradicionais ou religiosas e iniciam sua vida sexual por essa prática só para manter o hímen intacto. Já tive pacientes adolescentes assim.

*"Para a vida sexual da mulher existem várias formas de se começar, assim como o sexo anal ou oral! Não necessariamente na penetração vaginal."*

Há muitas controvérsias e tabus sobre o sexo anal, mas fato é que ele existe, está aí e pode ser feito por quem quiser, basta que haja vontade de ambos os lados, respeito e cuidado na hora de fazer.

Camisinha é essencial, seja qual for o tipo de sexo e, nessa modalidade, há alguns cuidados para que a mulher também possa ter seu prazer. Isso é essencial — não apenas a satisfação do parceiro. Seria injusto alguém sentir dor para o outro ter um orgasmo. O prazer deve ser compartilhado entre o casal, e isso é possível, tendo em vista que é uma região com muitas terminações nervosas, além da fantasia e dos fetiches envolvidos, que ajudam muito na hora H, favorecendo a excitação e lubrificação para se chegar ao clímax.

Passado um tempo, a Andrea volta.

Ela entra sorrindo, senta e balança uma chave de carro no ar:

— Vim de carro novo...

*"Não acredito!"*

— E aí? Como foi? Gostou? Valeu a pena?

Ela ri:

— Eu até gostei, meu marido ficou louco.

— Você gostou mesmo, fico feliz que tenha descoberto novas possibilidades na sua sexualidade.

— Sim, mas não disse que gostei.

Fico surpresa:

— Ué, mas por que não?

Ela dá um sorriso malicioso:

— Já estou vendo o próximo presente que eu vou querer.

E nós duas caímos na gargalhada!

A região do ânus tem várias terminações nervosas, o que a torna sensível ao toque e à estimulação, podendo ser uma área de muito prazer.
Durante esse tipo de penetração, há estímulo indireto da parede vaginal, que também pode gerar sensações de prazer, especialmente se combinado com toque no clitóris.

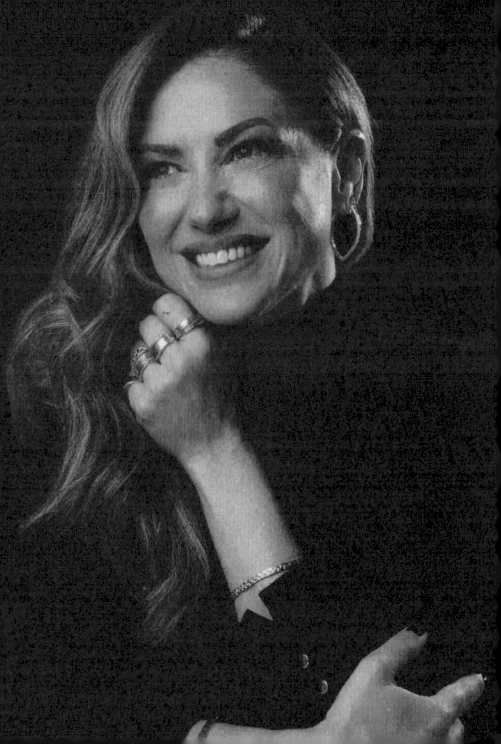

# Referências


ANVISA – AGÊNCIA NACIONAL DE VIGILÂNCIA SANITÁRIA. *Relatórios de produção de embriões (Sisembrio)*. Brasília, 2022. Disponível em: https://www.gov.br/anvisa/pt-br/centraisdeconteudo/publicacoes/sangue-tecidos-celulas-e-orgaos/relatorios-de-producao-de-embrioes-sisembrio. Acesso em: 13 maio 2025.

CONSELHO FEDERAL DE MEDICINA – CFM. *Resolução CFM nº 2.168, de 17 de agosto de 2017*. Define os critérios norteadores da recusa terapêutica por pacientes e da limitação terapêutica por médicos. Brasília, 2017. Disponível em: https://sistemas.cfm.org.br/normas/visualizar/resolucoes/BR/2017/2168. Acesso em: 7 maio 2025.

FEBRASGO – FEDERAÇÃO BRASILEIRA DAS ASSOCIAÇÕES DE GINECOLOGIA E OBSTETRÍCIA. *Métodos anticoncepcionais reversíveis de longa duração*. São Paulo: FEBRASGO, 2021. Disponível em: https://www.febrasgo.org.br/images/pec/anticoncepcao/n64---G---Mtodos-anticoncepcionais-reversveis-de-longa-durao.pdf. Acesso em: 13 maio 2025.

FEBRASGO – FEDERAÇÃO BRASILEIRA DAS ASSOCIAÇÕES DE GINECOLOGIA E OBSTETRÍCIA (FEBRASGO). Propedêutica mínima no climatério. *Febrasgo Position Statement*, n. 5, maio de 2022. Disponível em: https://www.febrasgo.org.br/images/pec/posicionamentos-febrasgo/FPS-N-5-Maio-2022-portugues.pdf. Acesso em: 13 maio 2025.

IBGE – INSTITUTO BRASILEIRO DE GEOGRAFIA E ESTATÍSTICA. *Pesquisa Nacional de Saúde*. Rio de Janeiro: IBGE, 2019. Disponível em: https://www.ibge.gov.br/estatisticas/sociais/saude/9160-pesquisa-nacional-de-saude.html. Acesso em: 13 maio 2025.

INSTITUTO AZMINA. *Panorama do aborto no Brasil.* [S.I.]: Instituto AzMina, 2024. Disponível em: https://abortonobrasil.info/. Acesso em: 13 maio 2025.

ISAPS – INTERNATIONAL SOCIETY OF AESTHETIC PLASTIC SURGERY. *International Survey on Aesthetic/Cosmetic Procedures performed in 2023*. Mount Royal: ISAPS, 2024. Disponível em: https://www.isaps.org/media/rxnfqibn/isaps-global-survey_2023.pdf. Acesso em: 16 maio 2025.